U0312605

谁都读得懂的
本草纲目

张 玲——主编

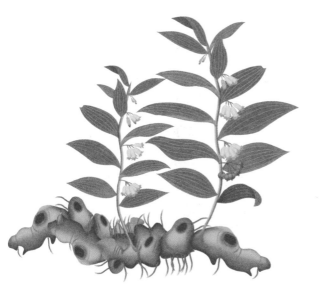

SHUI DOU

DU DE DONG DE

BENCAO

GANGMU

中国民族文化出版社
北 京

图书在版编目（CIP）数据

谁都读得懂的本草纲目 / 张玲主编 . — 北京 : 中
国民族文化出版社有限公司 , 2023.11
ISBN 978-7-5122-1783-6

Ⅰ . ①谁… Ⅱ . ①张… Ⅲ . ①《本草纲目》– 青少年
读物 Ⅳ . ① R281.3–49

中国国家版本馆 CIP 数据核字（2023）第 216565 号

谁都读得懂的本草纲目
SHUI DOU DU DE DONG DE BENCAO GANGMU

主　　编	张　玲
责任编辑	钟晓云
责任校对	李文学
装帧设计	博文斯创
出 版 者	中国民族文化出版社　地址：北京市东城区和平里北街 14 号
	邮编：100013　联系电话：010–84250639　64211754（传真）
印　　装	金世嘉元（唐山）印务有限公司
开　　本	720 mm×1020 mm　1/16
印　　张	16
字　　数	255 千
版　　次	2024 年 5 月第 1 版
印　　次	2024 年 5 月第 1 次印刷
标准书号	ISBN　978-7-5122-1783-6
定　　价	39.80 元

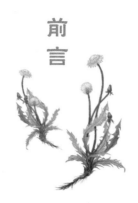

前言

　　回望中国历史，悠悠五千年，积淀了璀璨的中华文明。中医药学凝聚着深邃的哲学智慧和中华民族几千年的健康养生理念及其实践经验，是中国古代科学的瑰宝，也是打开中华文明宝库的钥匙。中华民族的伟大复兴离不开文化的繁荣，而中医药文化的传播和发展则是推动民族文化复兴的重要途径。以中小学生为对象宣传中医药文化，对于增强民族文化自信、增加民族文化认同感和提升身体素质有着深远的现实意义。

　　《本草纲目》是中国医药学的巅峰之作，汲取了中国古代医药学成就的精华，是中国古代的百科全书。倘有人说中国医药学是一顶桂冠，那么《本草纲目》就是这顶桂冠上的珍珠，而李时珍则是这颗珍珠的缔造者。李时珍 31 岁开始《本草纲目》的准备工作，他博览群书，并根据行医采药的亲身实践，验证了一部分药物的功效性能，纠正了前人编撰的本草书籍中所存在的谬误。历时近 30 年，查阅 800 多部医学典籍，终于在 1578 年完成了《本草纲目》这部卷帙浩繁的医学巨著。全书共 52 卷，190 多万字，记载了 1892 种药物（新增 374 种），分成 16 部、60 类，有药物图千余幅，有药方万余个。《本草纲目》

不仅是一部药物学著作，还是一部具有世界性影响的博物学著作，书中涉及的内容极为广泛，在生物、化学、天文、地理、地质、采矿，乃至历史方面都有一定的贡献。

为了将这本经典的中医药著作生动地展示给广大青少年读者，推动中医药文化的传承弘扬，我们编撰了这本《谁都读得懂的本草纲目》。本书精选《本草纲目》中具有代表性的120余种中药及相应药方，依据青少年的阅读习惯和接受程度，分为植物类、动物类、矿物类三大板块，并附有相应的图片和有趣的本草传说，还穿插了《本草诗词对对碰》《本草小百科》和《本草美食小当家》等多姿多彩的小栏目，旨在培养青少年对中医药学的兴趣，帮助大家理解中华民族的智慧，增强民族自豪感。

中医药文化的继承和发展任重道远，希望本书能帮助青少年读者揭开中医药神秘面纱的一角，唤起青少年探究中医药的好奇之心。

不过，我们也在此郑重声明：辨证施治是中医治病用药的基本原则，读者千万不能以症状相似而盲目照搬使用书中的药方和药物，使用前一定要咨询专业医师。

目录

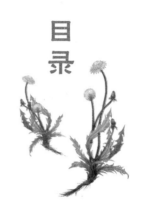

植物类

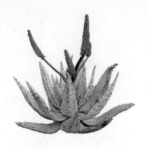

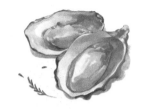

动物类

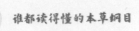

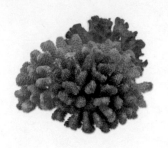

矿物类

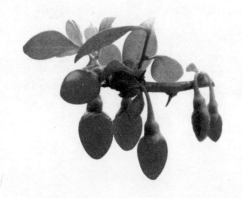

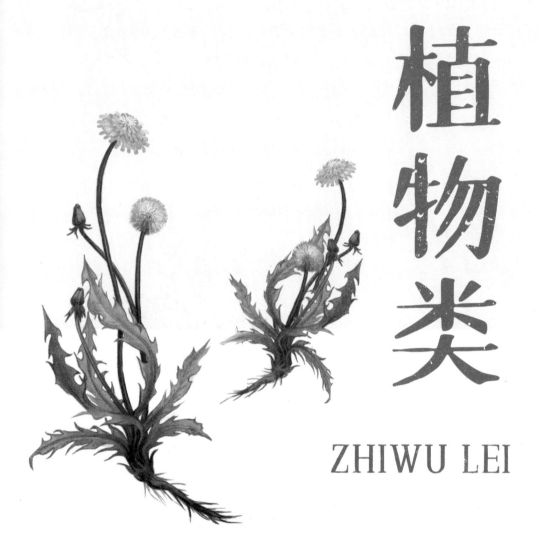

植物类

ZHIWU LEI

　　《本草纲目》所记载的植物类药物分为草部、谷部、菜部、果部、木部，共 1181 种，占全书药物总数 1892 种的 62%，超过动物药和矿物药的总和，由低等植物到高等植物品类俱全。

草部

李时珍曰："天造地化而草木生焉。刚交于柔而成根荄，柔交于刚而成枝干。叶萼属阳，华实属阴。由是草中有木，木中有草。得气之粹者为良，得气之戾者为毒。"

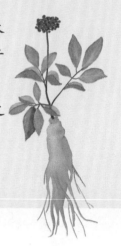

甘草

gān cǎo

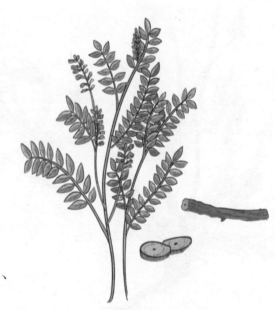

别名 蜜甘、蜜草、美草、灵通、国老。

分类 山草类。

入药部位 根及根茎。

性味 味甘，性平，无毒。

效用 益气补中，清热解毒，祛痰止咳，缓急止痛，调和药性。

时珍说 甘草的枝叶像槐，高五六尺，但叶端微尖而粗涩，好似有白毛，结的果实与相思角相像，成熟时果实自然裂开，子扁像小豆，非常坚硬。现在的人只以粗大、结紧、断纹的为好，称为粉草。质轻、空虚、细小的，其功用都不如粉草。

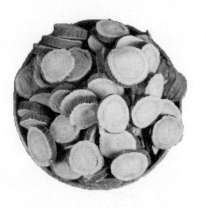

附方

伤寒咽痛：取甘草二两，蜜水炙过，加水二升①，煮至一升半，每服五合，每日两次。此方名"甘草汤"。

肺热喉痛（有痰热者）：用炒甘草二两、桔梗一两（淘米水浸一夜），加阿胶半斤、水一盅半，煎服，每服五钱。

火烧伤：用甘草煎蜜涂搽。

本草传说

西汉时期，在一个山村里有位草药郎中，他总是热心地为人治病。一天，郎中外出给乡民治病未归，家里来了很多求医的人。郎中妻子暗自琢磨，丈夫替人看病，不就是那些草药嘛，一包一包地往外发放，我何不替他包点草药把这些求医的人打发了呢？她想起灶前有一大堆草棍子，就把这些小棍子切成小片，发给那些来看病的人，每人拿药致谢而去。

过了几天，好几个人拎了礼物来答谢草药郎中，说吃了他留下的药，病就好了。草药郎中一听就愣住了，他的妻子赶忙把他拉到一边，小声对他把事情说了一遍。郎中恍然大悟，急忙询问那几个人的病情，方知他们分别患了咽喉疼痛、中毒肿胀之病。此后，草药郎中便在治疗咽喉肿痛和中毒肿胀时，均使用这种"干草"。由于该草药味道甘甜，郎中便把它称作"甘草"，并一直沿用至今。

---

①升：古代用于计量的"升"与现在的计量单位"升"不一致，读者不可贸然照用。李时珍在《本草纲目》第一卷序例中记载："量之所起为圭，四圭为撮，十撮为勺，十勺为合，十合为升，十升为斗，五斗为斛，二斛为石。"

黄芪

huáng qí

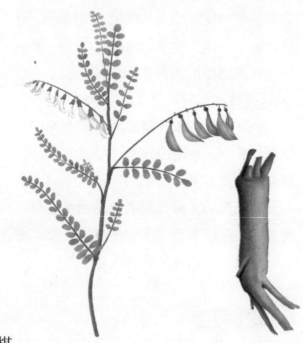

别名 黄耆、戴椮、戴椹、独椹、芰草、蜀脂、百本、王孙。

分类 山草类。

入药部位 根及根茎。

性味 味甘，性微温，无毒。

效用 补气升阳，益卫固表，利水消肿，托疮生肌。

时珍说 耆是长的意思。黄耆色黄，为补药之长，因此得名。今俗称作黄芪。入药时，先将它捶扁，再涂上蜜水，火炙数次，以熟为度，也有先用盐汤润透，再盛放在器物里，放进汤瓶中蒸熟后切片用。

附方

小便不通：将二钱黄芪，加入两盏水中，煎成一盏，温服。

老人便秘：黄芪、去掉白囊的陈皮各半两，研细。另将一合大麻子捣烂，加水揉出浆汁，煎至半干，调入一匙白蜜，再煮沸，把黄芪、陈皮末加入调匀空腹服下。两服可通便。可以常服。

胎动不安（腹痛，下黄汁）：将黄芪、川芎各一两，糯米一合，水一升，一起煮到半升，分次服下。

本草传说

从前，有一位善良的老人，姓戴名糁。他擅长针灸治疗术，为人厚道，待人谦和，一生乐于救助他人。因为老人形体消瘦，面色淡黄，人们尊称他为"黄耆"。耆者，年老也，指60岁以上的年纪，如耆老、耆年、耆绅、耆宿（指在社会上有名望的老年人）。

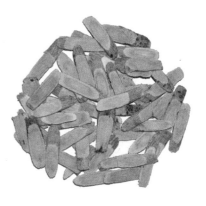

遗憾的是，这位老人在救坠崖的儿童时不幸去世。人们为了纪念他，便将老人墓旁生长的一种味甜，具有补中益气、止汗、利水消肿、除毒生肌作用的草药命名成"黄耆"。

与时俱进的本草

现代医学研究表明，黄芪含有丰富的微量元素硒。硒有抗氧化和调节免疫力功能，故能提高机体对疾病的抵抗力和延缓细胞衰老。我国西北硒的含量丰富，而黄芪以我国西北产的为佳，可说明医家用药重视产地的原因。

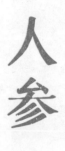

人参

rén shēn

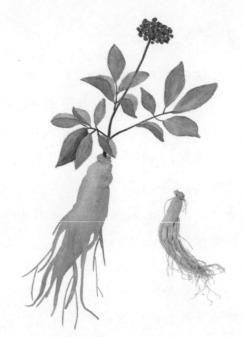

别名 人薓（shēn）、黄参、血参、人衔、鬼盖、神草、土精、地精、海腴、皱面还丹。

分类 山草类。

入药部位 根。

性味 味甘，性微寒，无毒。

效用 大补元气，复脉固脱，补脾益肺，生津，安神。用于体虚欲脱，肢冷脉微，脾虚食少，肺虚喘咳，津伤口渴，内热消渴，久病虚羸，惊悸失眠，阳痿宫冷，心力衰竭，心源性休克。

时珍说 现在有不道德的人把人参浸泡后取汁自饮，然后将它晒干，再卖出去，称为汤参，根本不能入药用，不可不察。

附方

开胃化痰：将二两焙过的人参、五钱用姜汁浸后焙干的半夏，共研成粉末，和面揉成如绿豆大的丸子。每次饭后用姜汤送服三十至五十丸，一天服三次。药中加五钱陈皮亦可。

心跳剧烈，不能自安，持续不断自汗，心气不足：人参、当归各半两和一对切片的腌猪腰子，加水两碗，煮至一碗半，猪腰切细，当归、人参同煎至八分，空腹吃猪腰，从汁送服。药渣焙干研成粉末，将山药末做成糊，和药做成如绿豆大的丸子。每次用枣汤送服五十丸。药中亦可加乳香二钱。

喘嗽咳血，脉弱无力：人参末三钱，用鸡蛋清调匀，清晨服下，服后即去枕仰卧。病不久的人，一服可愈。久病的人两服有效。以乌鸡蛋的蛋清调药，效果更佳。

鼻血不止：用人参、嫩柳枝，等分为末。每次用水送服一钱，一日三次。没有柳枝可用莲子心代替。

蜈蚣、蜂蛋螫伤：涂敷人参末。

本草传说

深秋的一天，有两兄弟要进山去打猎。进山后，兄弟俩打了不少野物。正当他们继续追捕猎物时，天开始下雪，很快就大雪封山了。无奈，两人只好躲进一个山洞。他们除了在山洞里烧吃野物，还到洞旁边挖些野生植物来充饥。一天，他们发现一种外形很像人形的东西味道很甜，便挖了一些，当水果吃。不久，他们发觉，这种东西虽然吃了浑身长劲儿，但是多吃会出鼻血。为此，他们每天只吃一点点，不敢多吃。转眼间冬去春来，冰雪消融，兄弟俩扛着许多猎物，高高兴兴地回家了。

村里的人见他们还活着，而且长得又白又胖，很有精神，感到很奇怪，就问他们在山里吃了些什么。他们简单地介绍了自己的经历，并把带回来的几支植物根块给大家看。村民们一看，这东西很像人，却不知道它叫什么名字，有位长者笑着说："它长得像人，你们两兄弟又亏它相助才得以生还，就叫它'人生'吧！"后来，人们又把"人生"改叫"人参"了。

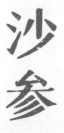

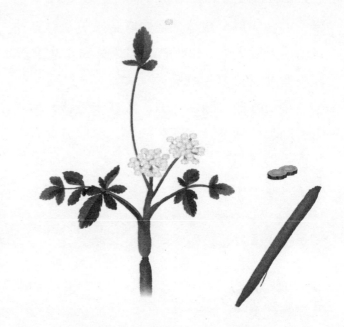

沙参

shā shēn

别名　白参、知母、羊乳、羊婆奶、铃儿草、虎须、苦心、文希、识美、志取。

分类　山草类。

入药部位　花、叶、根。

性味　味苦，性微寒，无毒。

效用　养阴润肺，益胃生津。

时珍说　各处的山谷平原都有沙参，二月长苗，八九月抽茎，高一二尺。茎上的叶片，尖长像枸杞叶，但小而有细齿。秋季叶间开小紫花，长二三分，状如铃铎，五瓣，白色花蕊，也有开白色花的。所结的果实大如冬青实，中间有细子。霜降后苗枯萎。根生长在沙地上，长一尺多，大小在一虎口间。生于黄土地的则短而小，根和茎上都有白汁。八九月采摘的，白而坚实；春季采摘的，微黄而空虚。不法药商也常将沙参絷蒸压实后当人参卖，以假乱真。但沙参体轻质松，味淡而短，由此可以区别出来。

附方

肺热咳嗽：用沙参半两，水煎服。

突患疝痛：沙参捣筛研末，每次用酒送服一茶匙。

妇女白带增多：用沙参研细，每次服二钱，米汤送下。

本草传说

很久以前，有个叫张郎的青年，自幼父母双亡。他为人老实勤快，把父母留给他的两亩地全部种上了沙参。他天天守在地里，除草，捉虫，浇水。因此，他地里的沙参长得非常好，远超过财主家的。财主以为张郎地里有参神，几次派人想用两亩好地换他的两亩沙参地。张郎都回绝了，财主自此记恨上他。

眼看沙参要丰收了，张郎在地里搭起了一个小棚子，昼夜守护。地里的沙参一棵棵长得像惹人喜爱的胖娃娃，他挑了两棵最大的，用盘子盛着，恭恭敬敬地供在他的小棚子里。

一天晚上，他躺在床上，刚一闭上眼睛，一个天仙般的姑娘就出现在他面前，可是，一睁开眼，姑娘又不见了。一连好几个晚上都是这样。不久沙参收获了，张郎把沙参堆在一起，准备第二天去集市上卖。然而，第二天清晨，他发现沙参都不见了，顿时便晕了，等他醒了后，发现一个姑娘在他旁边，就是晚上见到的那个。姑娘告诉他，沙参被财主偷走了。她是沙参姑娘，见张郎勤劳善良，且珍爱沙参，愿意嫁与他为妻。张郎听了很高兴，也很激动，当天二人便拜堂成亲了。

沙参姑娘严惩了财主，后来两人以种沙参为业，还将技术传授给村里其他贫苦人，深受大家喜爱。

桔梗

jié gěng

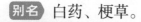

别名 白药、梗草。

分类 山草类。

入药部位 根及根茎。

性味 味辛，性微温，有小毒。

效用 利五脏肠胃，补血气，除寒热、风痹（风湿性关节炎、类风湿性关节炎的游走不定的关节疼痛或麻木），疗咽喉痛，消积聚痰涎，去肺热，破腹内积块和肺脓肿，养血排脓，治内漏（耳内流脓，类似今天的化脓性中耳炎）及喉痹（咽部红肿疼痛，或干燥，有异物感，或咽痒不适，吞咽不利）。利窍，清咽喉、胸膈滞气，治胸膈痛，除鼻塞。治寒呕（生冷饮食或寒气犯于胃肠所致的呕吐），口舌生疮，目赤肿痛。

时珍说 刮去桔梗根表面的浮皮，用米泔水浸一夜，切片微炒后入药用。

附方

伤寒腹胀：用桔梗、半夏、陈皮各三钱，生姜五片，加入两杯水，煎成一杯服下。

喉痹：二两桔梗，加入三升水中，煎成一升，一次服下。

咽痛，口舌生疮：先服甘草汤，如不愈，再服桔梗汤。

虫牙肿痛：将桔梗、薏苡仁等分，研成粉末，内服。

骨槽风痛（牙龈肿痛）：将桔梗研细，与枣肉调成如皂角子大的丸子，裹在棉内，用上下牙咬住，并用荆芥煎汤漱口。

眼睛痛，眼发黑：桔梗一斤、黑牵牛头三两，共研细，加蜜和成如梧桐子大的丸子。每次用温水送服四十丸，一天两次。

外伤，瘀血：每次用米汤送服少许桔梗末。

本草传说

在朝鲜族，相传"桔梗"是一位姑娘的名字，当地主抢她抵债时，她的恋人愤怒地砍死地主，结果被关入监牢，姑娘悲痛而死，临终前要求葬在青年砍柴必经的山路上。第二年春天，她的坟上开出了紫色的小花，人们叫它桔梗花，并编成歌曲传唱，赞美少女纯真的爱情。每年春天，朝鲜族妇女结伴上山挖桔梗，吟唱这首歌也表达了一种愉快的心情。《桔梗谣》音乐轻快明朗，生动地展现了朝鲜族姑娘勤劳活泼的形象。

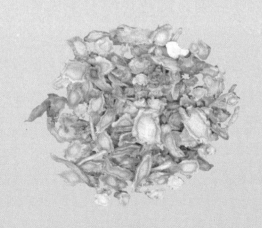

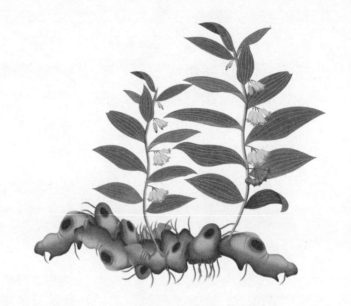

黄精

huáng jīng

别名 黄芝、戊己芝、菟竹、鹿竹、仙人余粮、救穷草、米铺、野生姜、重楼、鸡格、龙衔、垂珠。

分类 山草类。

入药部位 根。

性味 味甘，性平，无毒。

效用 补中益气，除风湿，安五脏，助筋骨，益脾胃，润心肺，打弓形虫。

时珍说 黄精在山中野生，也可将根劈成二寸长，稀疏种植在土里，一年后就会长得极为稠密；种子可种植。其叶像竹叶但不尖，有两叶、三叶、四叶、五叶，都是对节生长。其根横着长，状似葳蕤。一般多采摘它的苗，煮熟后淘去苦味食用，叫笔管菜。

附方

补肝明目：用黄精二斤、蔓荆子一斤，淘洗后一同九蒸九晒，研为细末。每次用米汤送服二钱，空腹服，一日两次。常服有延年益寿的作用。

补益精气，用于脾胃虚弱，体倦乏力：用黄精、枸杞子等分，捣碎做饼，晒干研细，炼蜜调药成丸，如梧桐子大。每次米汤送服五十丸。

大风癞疮： 将黄精根去皮，洗净，取二斤晒干，放在米饭上蒸到饭熟时，把药保存好，经常服食。

本草传说

从前，临川县有一个财主为富不仁，虐待仆人。有个女仆不甘受辱，只身逃往山中，以野果野菜充饥。有一天，她发现一株枝叶油嫩可爱的野菜，便拔出其根，一尝，甜美可口，她立即饱餐一顿。以后天天以此为食，久而久之，便觉得自己身体轻盈敏捷，行动灵便。

一天晚上，她睡在一棵大树下，突然一阵狂风吹得草木乱动，万籁齐鸣。她从梦中惊醒，以为是猛虎扑来，于是纵身一跳，直上树梢。到天亮时，想回到地上，又纵身一跳，竟然出人意外地腾空而起，像鸟儿在天空飞翔。

财主得知后冥思苦想，想出一条毒计。他让人在女仆出没的地方，摆满香气扑鼻的食物。果然，女仆经不起引诱，大吃起来，天天这样吃下去，她便觉得身体渐胖，不但飞不起，连路也跑不动了，终被财主擒获。问她为什么以前能飞，她说，自从吃了野菜根，一天天觉得身轻如燕，以后不知不觉就飞起来了。财主叫她上山找那种菜根，并天天叫手下人逼着她漫山遍野寻找。她又累又饿，不久便被折磨死了。其实，这种野菜根药名为黄精，有轻身延年的神效。

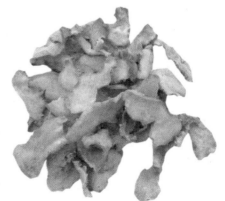

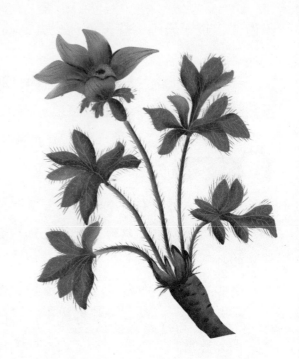

白头翁

bái tóu wēng

别名 野丈人、胡王使者、奈何草。

分类 山草类。

入药部位 根及根茎。

性味 味苦，性温，无毒。

效用 清热解毒。

时珍说 野丈人、胡王使者、奈何草，这些名字都是说此草形状像老翁的意思。

附方

热痢，脉沉弦：将白头翁二两，黄连、黄柏、秦皮各三两，加水七升煮成二升。每次服一升。不愈再服。妇人产后痢极虚的人，可加甘草、阿胶各二两。

下痢咽痛：白头翁、黄连各一两，木香二两，加水五升，煎成一升半，分三次用服。

外痔肿痛，小儿秃疮：用白头翁根捣敷患处。

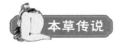

本草传说

杜甫虽为诗圣，但是时运不济，才华得不到皇帝的青睐，他又不肯向权贵低头，所以一生过着穷困潦倒的生活。他在长安求学的时候，父亲突然病逝，断了他的生活来源，所以不得不沿街卖药，过着清苦的日子，用诗文表述就是"残杯与冷炙，到处潜悲辛"。

一天早晨，杜甫喝了一碗昨日剩下的略微有点馊味的米粥后，就腹痛难耐，呕吐不止。但他蜗居茅屋，身无分文，根本无钱求医问药，只能听天由命。

就在此时，一位白发老翁刚好路过他家门前，见此情景，十分同情杜甫，询问完病情后说道："你稍待片刻，待老夫采药来为你治病。"

没多久，白发老翁采摘了一把长着白色柔毛的野草，将其煎汤让杜甫服下。杜甫服完之后，病痛慢慢消除了，数日后痊愈。杜甫感慨自己的遭遇，不禁赋诗一首道："自怜白头无人问，怜人乃为白头翁。"

于是，杜甫就将这个治好自己疾病的草药取名为"白头翁"，以此表达对那位白发老翁的感激之情。

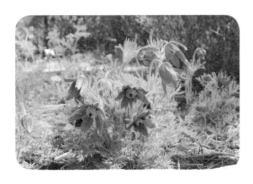
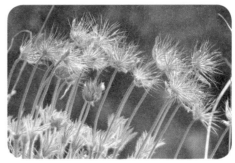

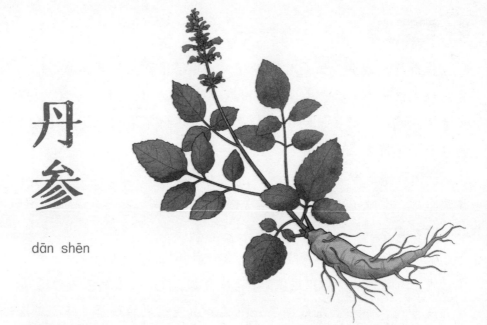

丹参

dān shēn

别名 赤参、山参、郄蝉草、木羊乳、逐马、奔马草。

分类 山草类。

入药部位 根。

性味 味苦，性微寒，无毒。

效用 祛瘀止痛，活血通经，清心除烦。

时珍说 丹参各处山中都有。一枝上长五叶，叶如野苏而尖，青色有皱毛。小花成穗像蛾形，中间有细子，根皮红而肉色紫。

附方

丹参散，治月经不调，胎动不安，产后恶露不净，兼治冷热劳，腰脊痛，骨节烦疼等，取丹参洗净切片，晒干研细。每次用温酒送服二钱。

胎漏下血：用丹参十二两、酒五升，煮取三升。每次温服一升，一日三次。也可以用水煎服。

小儿惊痫发热，用丹参摩膏：丹参、雷丸各半两，猪油二两，同煎沸，滤去渣，取汁收存。用时，抹于小儿身体表面，每日三次。

治烫伤，能除痛生肌：丹参八两锉细，加水稍稍调拌，取羊油二斤，同煎沸，外涂伤处。

本草传说

相传很久以前，东海岸边的一个渔村里住着一个叫阿明的青年。阿明从小丧父，与母亲相依为命，因自幼在风浪中长大，练就了一身好水性，人称"小蛟龙"。有一年，阿明的母亲患了妇科病，经常崩漏下血，请了很多大夫，都未治愈，阿明一筹莫展。正当此时，有人说东海中有个无名岛，岛上生长着一种花开紫蓝色、根呈红色的药草，以这种药草的根煎汤内服，就能治愈阿明母亲的病。阿明听后，喜出望外，便决定去无名岛采药。村里的人听说后，都为阿明捏着一把汗，因为去无名岛的海路不但遍布暗礁，而且水流湍急，欲上岛者十有九死，犹过"鬼门关"。但病不宜迟，阿明救母心切，毅然决定出海上岛采药。

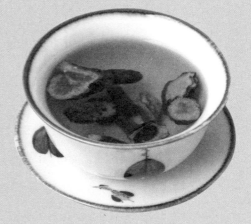

第二天，阿明就驾船出海了。他凭着高超的驾船技术和水性，绕过了一个个暗礁，冲过了一个个激流险滩，终于闯过"鬼门关"，顺利登上了无名岛。上岸后，他四处寻找那种开着紫蓝色花、根是红色的药草。每找到一棵，便赶快挖出其根，不一会儿就挖了一大捆。返回渔村后，阿明每日按时侍奉母亲服药，母亲的病很快就痊愈了。村里人对阿明冒死采药为母治病的事，非常敬佩。都说这种药草凝结了阿明的一片丹心，便给这种根红的药草取名"丹心"。后来在流传过程中，取其谐音就变成"丹参"了。

三七

sān qī

别名 山漆、金不换。

分类 山草类。

入药部位 根。

性味 味甘，微苦，性温，无毒。

效用 化瘀止血，消肿镇痛。

时珍说 这种药现在才开始出现，南人军中用为治刀伤的要药，说它有奇效。有人说，凡是打伤跌伤、瘀血淋漓者，将三七随即嚼烂，敷盖在患处，青肿即刻消散，血即止。产后服也很好。大概是因为此药气温，味甘微苦，乃阳明、厥阴血分之药，故能治一切血病，与麒麟竭、紫矿功效差不多。

附方

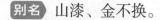

吐血、咳血不止：三七一钱，用口嚼烂，米汤送服。

大肠下血（由于饱食过度、坐卧当风、恣餐生冷，或啖炙爆、饮酒而导致的便血）：将三七研细，用淡白酒调一至二钱服。三服可愈。

妇女非经期阴道大量出血：治法同上。

重度赤眼（由于风火邪毒入侵、肝热上攻、肝肺阴虚而导致的眼红）：将三七根磨汁，涂眼睛周围，很见效。

虫伤：将三七研细，每次用米汤送服三钱。另取三七嚼涂伤处。

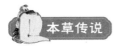 **本草传说**

传说很久以前，有个青年后生张小二患了出血症，民医田郎中用一种草药根研末给他服下，结果止住了血。临走，田郎中又送给张小二几粒这种草药的种子，让其种在院子里。

过了一年，知府的女儿也患了出血症，多方医治无效。知府只好贴出告示："能治好小姐病的定招为女婿。"张小二揭了告示，挖出院子里的草药根，研了末给小姐服用。结果，小姐的病并未见好转，不几日就命归黄泉。知府命人重打张小二："你竟敢用假药害死小姐！"重打后张小二只好讲出实情。知府立即命人抓来了田郎中，并要治他"谋杀"罪。田郎中大喊："冤枉啊！这草药对出血症确实有奇效。"并当场试验。田郎中用刀在自己的大腿上划了一刀，顿时血流如注。田郎中又取出这种药末内服外敷，结果，血很快就止住了。众人目瞪口呆。田郎中解释说："这种草药需要长到三到七年才有效，而张小二用的草药只长了一年，药力不够，故止血无效，小姐因此而死。"从此，人们就称这种草药的根为"三七"或"田三七"。

三七是多年生草本植物，主产自云南、广西等地，目前仍是临床常用的止血药和云南白药的主要成分。

黄连

huáng lián

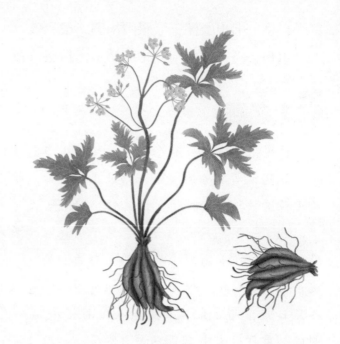

别名 王连、支连。

分类 山草类。

入药部位 根茎。

性味 味苦，性寒，无毒。

效用 清热燥湿，泻火解毒。

时珍说 黄连，取蜀地黄肥而坚的为善。唐时以澧州的为上。有两种：一种根粗无毛有珠，如鹰鸡爪形而坚实，色深黄；一种无珠多毛而中虚，黄色稍淡。各有各的好处。

附方

伏暑发热、作渴、呕吐及赤白痢： 将黄连一斤切小，加好酒二升半煮干，再焙过，研细，糊成如梧桐子大的丸子。每服五十丸，一天服三次。

破伤风： 黄连五钱，加酒两碗，煎至七分，再加黄蜡三钱溶化后，趁热服。

眼睛突然红痛： 将黄连锉碎，浸在鸡蛋清里，经过一夜，第二天滤去渣，用鸡毛蘸蛋清点眼。

双目痒痛：将黄连浸乳中，随时取汁点眼。

泪出不止：用黄连浸水成浓汁搽洗。

牙痛：用黄连末搽痛处。

口舌生疮：用黄连煎酒，时时含漱。

中巴豆毒，下泻不止：将黄连、干姜等分，研成粉末，用水冲服一方寸匕[①]。

本草传说

很久以前，石柱的黄水坝住着一对姓陶的父女。父亲是一位大夫，种了满园子草药，还雇了一位叫黄连的男帮工，替他打理草药。

一天，陶姑娘外出踏青，在山坡上发现一种野草，生得极为好看。她便拔取了一些带回家栽种在园子里。暗自喜欢陶姑娘的黄连便给这些野草施肥浇水，天长日久，这些野草长得越发茂盛，葱绿滴翠。

第二年夏天，陶医生外出诊病。在这期间，陶姑娘卧病在床，日渐消瘦，几位同乡好友想尽了办法医治陶姑娘也没有起色。黄连心想："院子里那么多草药，何不拿来一试？"于是将院中陶姑娘带回来的野草拔取了一些，将根须茎叶一起下锅煎煮。煎煮好了以后，黄连先尝了汤药，只觉满口苦味并无其他。过了两个时辰，黄连感觉没有其他不适的感觉，才将汤药端给了陶姑娘。陶姑娘喝完这些汤药，病竟然慢慢好了。

乡亲们得知这野草竟是治病的良药，都纷纷上山采摘，但是心中苦恋着陶姑娘的黄连不久后在陶家去世，临死前才让陶姑娘知道他的心思。为了纪念他的痴情，人们便把这种清热解毒、味道苦涩的草药命名为黄连。

---

①方寸匕：中国古代的一种量具，匕即匙，大小为古代1寸正方，故名。

黄芩

huáng qín

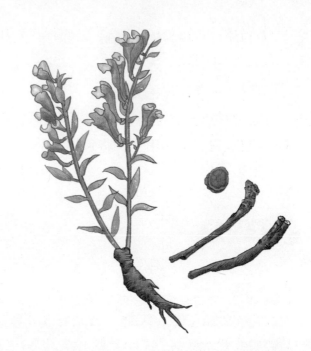

别名 腐肠、空肠、内虚、妒妇、经芩、黄文、印头、苦督邮。质地坚实的名子芩、条芩、尾芩、鼠尾芩。

分类 山草类。

入药部位 根及根茎。

性味 （根）味苦，性平，无毒。

效用 清热燥湿，泻火解毒，止血，安胎。

时珍说 "芩"在《说文解字》中写作"菳"，说它颜色黄。也有人说"芩"为"黔"，"黔"是黄黑色。宿芩是旧根，多中空，外黄内黑，也就是如今所说的片芩，所以又有腐肠、妒妇等名称。妒妇心黑，所以用来比喻宿芩。子芩是新根，多内实，也就是现在所说的条芩。有人说西芩多中空而色黑，北芩多内实而色深黄。

附方

三黄丸，治男子五劳七伤，消渴体瘦，妇人带下，手足发热：随季节不同，药物用量也不相同：春季用黄芩、黄连各四两，大黄三两；夏季用黄芩六两，大黄一两，黄连七两；秋季用黄芩六两，大黄二两，黄连三两；冬季用黄芩三两，大黄五两，黄连二两。三味药随季节的不同配好后捣碎过筛，炼蜜丸如黑豆大，每次用米汤送服五丸，一日三次。如果病情没有好转，可增至七丸，服药一月后病愈。服药期间忌食猪肉。

肺中有火，用清金丸：将片芩炒后研末，用水调和制成如梧桐子大的药丸，每次用白开水送服二三十丸。

安胎清热：条芩、白术等分，炒后研为末，用米汤调和做成丸子，如梧桐子大，每次用白开水送服五十丸。药中也可以加用神曲。凡是妊娠期间的调理，用四物汤去地黄，加白术、黄芩研为末，经常服用有益。

本草传说

李时珍从小体弱多病，20岁时甚至得了可怕的"骨蒸病"。骨蒸病其实就是结核病，是由结核杆菌引起的慢性传染病，在中国古代医疗条件下，得这种病非常容易死亡。

李时珍全身发热如同火烧，骨头就像放在蒸笼里蒸着一样，咳嗽不止，时而咳出血来。李时珍当时已懂得不少的医药常识，他就试着给自己开了药，吃遍了柴胡、麦门冬、荆芥这些书上说能治骨蒸病的药，谁知病情不见好转，反而越来越严重了。

母亲和妻子都在背后流泪，以为他没救了。幸亏这时父亲李言闻行医回来了。父亲把脉以后，立即开了一个药方，只有黄芩一味药。

说来也怪，李时珍吃了父亲开的药，第二天烧就退了，咳嗽也好了些。又喝了几天黄芩汤，李时珍竟然能下床行走，咳嗽病也痊愈了。

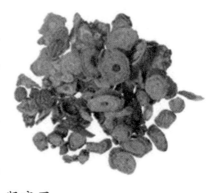

原来父亲用的药方是"金元四大家"之一李东垣的"独味黄芩汤"，这使李时珍再次领略到中华医学的博大精深。从此，李时珍从医的决心更加坚定了。

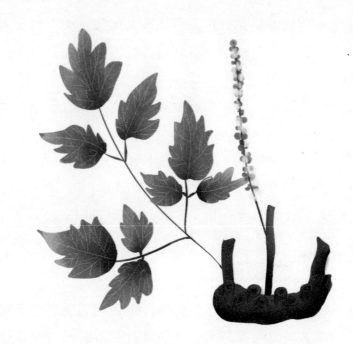

升麻

shēng má

别名 周麻。

分类 山草类。

入药部位 根及根茎。

性味 味甘、苦，性平、微寒，无毒。

效用 发表透疹，清热解毒，升举阳气。

时珍说 此物叶像麻，性上升，所以叫升麻。在张揖《广雅》及《吴普本草》中，升麻又名周升麻。此"周"应该指的是周地，就像现在人们称川升麻的意思。现在《名医别录》作"周麻"，如果不是省文，那就是缺文造成的错误。

附方

豌豆斑疮，由头面传及躯体，状如火烧疮，都有白浆，此为恶毒之气所致：用蜜煎升麻，随时取食。并以水煮升麻，用棉花沾药汁拭洗疮。

清瘴明目，用七物升麻丸：升麻、犀角、黄芩、朴消、栀子、大黄各二两，豆豉二升，微熬后同捣为末，蜜调做成梧桐子大的药丸。如果觉得四肢发热、大便困难时，即服三十丸，取微痢为度。如果四肢小热，只须在饭后服二十丸。

突发肿毒： 用升麻磨醋，频频涂搽患处。

胃热牙痛： 用升麻煎汤趁热含嗽并咽下。方中也可以加生地黄。

口舌生疮： 升麻一两、黄连三分，研为末，用棉裹药末含咽。

热痱瘙痒： 升麻煎汤内服，并外洗痱子。

产后恶露不净： 升麻三两，加清酒五升，煮取二升，分两次服，当排出恶物。

本草传说

据传，升麻起初并不叫升麻，而是叫"竹马"。西周时期，有一户姓赵的人家，妻子得了子宫脱垂病，久治不愈，渐入膏肓。丈夫及女儿束手无策。最后女儿青梅贴出了治病招亲的告示。一天晚上，青梅梦到一位老神仙对她说："青梅啊，你救母的孝心感动了上苍，玉帝派我告诉你，竹马到来日，洞房花烛时！"

青梅醒来后百思不解其意。说来也巧，有一个穷苦的青年，以采药为生。他也梦见一位老神仙对他说："竹马送来日，洞房花烛时。"第二天，他就听说了青梅家治病招亲的事。于是，他背上药篓去找"竹马"，终于找到竹马为青梅的母亲治好了病。青梅和青年成了亲。从此两人恩恩爱爱，过着幸福的生活。

人们由此知道了"竹马"的神奇功效，天长日久，"竹马"被传成了"升麻"。

与时俱进的本草

早春把幼嫩（展叶前）的升麻茎经加工后食用，清香爽口，略带苦味。奇妙的是，吃一口升麻再吃一口小米粥，则变苦为甜，原因是小米内的多糖类与升麻的阿魏酸和异阿魏酸发生水解反应而生成蔗糖和果糖。

水仙

shuǐ xiān

别名 金盏银台。

分类 山草类。

入药部位 花、鳞茎。

性味 味苦、微辛，性滑、寒，无毒。

效用 根：清热解毒，排脓消肿。

花：做香泽，涂身理发，去风气。

时珍说 水仙丛生下湿处。它的根像蒜、薤而长，外有赤皮裹。冬月生叶，似薤、蒜。春初抽茎，如葱头。茎头开花数朵，大如簪头，状如酒杯，五尖上承，黄心，宛如盏样，其花莹韵，其香清幽。一种千叶的，花皱，下轻黄而上淡白，不作杯状。也有红花。

附方

妇人五心发热：同干荷叶、赤芍药等分，研成粉末，白汤每服二钱，热自退。

本草传说

　　传说，宋朝时福建漳州有母女俩相
依为命。女儿名叫水仙，病得很重，老
妈妈好不容易弄来一碗鸡蛋汤要喂她。
这时，门外有一乞丐饿晕在地，水仙让
出鸡蛋汤给乞丐吃。乞丐得救后，深为水
仙的精神感动，就从衣袋里掏出一个像葱头样
的东西说："把它栽在水里，用它开的花煎汤给姑娘喝，就会药到病
除的。"后来，姑娘喝了用那花煎的汤，病果然好了。人们为了记住
水仙救人又被人救这件事，就把这种花叫作"水仙花"。

本草诗词对对碰

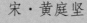

王充道送水仙花五十支

宋·黄庭坚

凌波仙子生尘袜，水上轻盈步微月。

是谁招此断肠魂，种作寒花寄愁绝。

含香体素欲倾城，山矾是弟梅是兄。

坐对真成被花恼，出门一笑大江横。

卜算子·水仙

王国维

罗袜悄无尘，金屋浑难贮。月底溪边一晌看，便恐凌波去。

独自惜幽芳，不敢矜迟暮。却笑孤山万树梅，狼藉花如许。

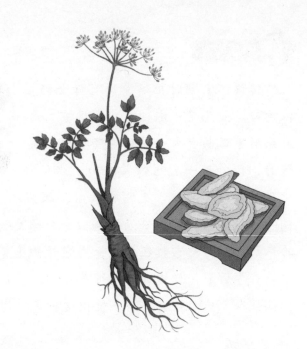

当归

dāng guī

别名 乾归、山蕲、白蕲、文无。

分类 芳草类。

入药部位 根。

性味 味甘，性温，无毒。

效用 泻肺降气，下痰止嗽。

时珍说 治上部疾患宜用当归头；疗中部疾患宜用当归身；治下部病症主选当归尾；通治一身疾病就用全当归。当归晒干趁热用纸封好，密闭收藏在瓮中，可防虫蛀。

附方

失血过多（伤胎、产后、崩中、刀伤、拔牙等出血过多，心烦眩晕，不省人事）： 当归二两，芎䓖一两，每用五钱，加水七分，酒三分，煎至七分。一天服两次。

月经逆行，从口鼻出： 先服下京墨磨汁，再将当归尾、红花各三钱，加水一杯半，煎至八分，温服。

少女闭经： 用当归尾、没药各一钱，共研成粉末。用红花泡酒送服，一天服一次。

产后自汗、壮热、气短、腰脚疼痛厉害：当归三钱，黄芪、白芍药（酒炒）各二钱，生姜五片，水一盏半，煎至七分，温服。

本草传说

相传，古时候有个名叫福生的青年，和母亲相依为命，靠务农采药维持生活。离家几百里外有座高山，据说山上长着很多神奇的药材。因为山高路险，加上毒蛇猛兽横行，所以很少有人敢上去。福生年少气壮，很想探个究竟，征求母亲意见。母亲害怕儿子有什么意外，就劝他结婚以后再去。福生遵照母亲意思成了家，谁知婚后夫妻恩爱，也不再提上山采药之事了。

渐渐地，左邻右舍都在背后议论福生，说他胆小，婚后被老婆拖住了后腿，不敢上山去了。此话传到福生耳朵里，他一怒之下，决心上山探险采药。福生临走前对妻子说："我若三年不归，你可另嫁他人。"

转眼三年过去了，福生仍然未回来。母亲便遵照儿子的托付，劝儿媳改嫁。谁知改嫁不到半月，福生竟带着许多名贵药材回来了。他见妻子已经改嫁，后悔不已，与前来探望的妻子抱头痛哭。福生指着药材说："原想卖掉药材给你买些新衣服，如今看来也不用了，就把这些药材送给你吧。"从此以后，妻子悲痛伤感，忧郁成病，月事不调，骨瘦如柴。有一天她想起了福生送给她的药材，便把它们都吃了下去，想中毒而死。谁知道她吃了以后，反而月经通调，日渐康复。

后来，人们就把唐诗"胡麻好种无人种，正当归时又不归"中的"当归"两字做了这味药材的名称。

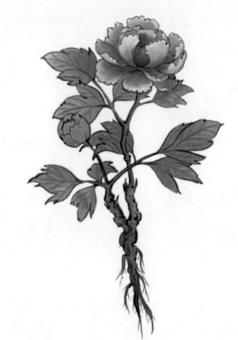

牡丹

mǔ dān

别名 鼠姑、鹿韭、百两金、木芍药、花王。

分类 芳草类。

入药部位 花及根。

性味 味辛，性寒，无毒。

效用 清热凉血，活血散瘀。

时珍说 牡丹，以色丹者为上，虽结子而根上生苗，故谓之牡丹。

附方

伤损瘀血： 将二两牡丹皮、二十一个熬过的虻虫，一同捣碎。每天早晨用温酒送服一方寸匕。

刀伤后内出血： 将牡丹皮研细，用水冲服少许。瘀血自尿中排出。

疝气： 将牡丹皮、防风等分，研成粉末，每次用酒送服二钱。

妇女恶血（血往上冲，脸红易怒）： 将半两牡丹皮、半两烧至烟尽的干漆，加入两杯水中，煎成一杯服下。

本草传说

有个老花农，爱牡丹成癖，每日培育牡丹。他为了冬天也能看到牡丹，想出一个办法：春天在纸上把牡丹画下来。从幼芽出土就画，一天画一张，一直画到落叶。这事惊动了花神，接着就发生了神奇的事：他前一天画了牡丹幼芽，第二天就长成一株，再一天便开花，不用培土浇水，牡丹就在画纸上生长。

老花农有个独生闺女，名叫爱花。爱花不久要出嫁了，老花农不准备嫁妆，还是整日照顾他的牡丹。到了女儿出嫁那天，老花农捧出了一个不大的梳妆匣，小心地交给闺女。爱花以为里面是父亲准备的银票，欢喜地收了起来。爱花到婆家后，小心地打开小匣，发现里面竟只是一幅牡丹画。她越想越恼，一把抓过画纸就撕。她丈夫急忙阻拦，手被擦破了，呼呼地淌血。爱花赶紧用手中的纸给丈夫擦血。谁知只擦了一下，血就没了，连伤口也不见了。两人惊呆了，打开纸一看，原来是画中的牡丹根把血吸附了。

后来，爱花和丈夫就用这牡丹根给人治伤病，成了郎中。再后来，大伙儿都知道牡丹根有用了，牡丹皮也就入了药。

本草诗词对对碰

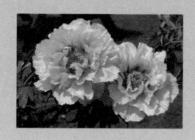

赏牡丹

唐·刘禹锡

庭前芍药妖无格，
池上芙蕖净少情。
唯有牡丹真国色，
花开时节动京城。

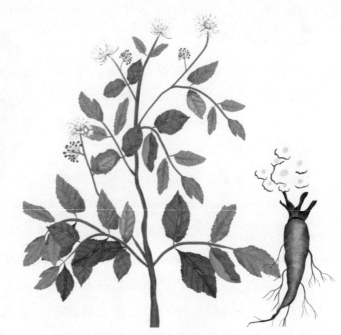

白芷

bái zhǐ

别名 白茝、芳香、泽芬、苻蒿、莞。叶名蒿麻。

分类 芳草类。

入药部位 根、叶。

性味 味辛，性温，无毒。

效用 祛风散寒，通窍止痛，消肿排脓，燥湿止带。

时珍说 王璆《百一选方》记载：王定国患了风头痛的病，到都梁求名医杨介治病，连吃三丸，病便好了。恳求其方，则用香白芷一味，洗晒为末，加炼蜜做成如弹子大的丸子。每次嚼一丸，用茶清或荆芥汤化服。这药治头风眩晕，女人胎前产后，伤风头痛，血风头痛，都有效果。

附方

一切伤寒、风邪，用神白散，又名圣僧散：白芷一两，生甘草半两，姜三片，葱白三寸，大枣一枚，豆豉五十粒，水两碗，煎服取汗。如果服下不出汗者可再服。

风寒流涕： 香白芷一两，荆芥穗一钱，共研末，用蜡茶点服二钱。

小儿身热： 用白芷煮汤洗浴以发汗，注意须避风。

偏正头风： 用香白芷（炒）二两五钱，川芎（炒）、甘草（炒）、川乌头（半生半熟）各一两，共研成末，每次用细茶、薄荷汤送服一钱。

头风眩晕，用都梁丸： 香白芷洗后晒干研末，炼蜜做成弹子大的丸子，每次嚼服一丸，用茶汤或荆芥汤化下。

风热牙痛： 香白芷一钱，朱砂五分，共研末，炼蜜做成茨子大的丸子，频擦牙。或用等份白芷、吴茱萸，泡水漱口。

口臭： 香白芷七钱，研成末，饭后用水送服一钱。

本草传说

苏东坡在杭州做官的时候，与三台山寺庙里的一位得道高僧关系很好，他们经常在一起探讨诗词歌赋。有一年的秋日，他们相谈甚欢，分别时已是深夜时分了，苏东坡回家后发现自己感染上了风寒。

风寒来势汹汹，苏东坡只好在家中休养。三台山寺庙的高僧听说之后，便派小和尚下山为苏东坡送上一包药材，并嘱咐将包中的药材煎汤服用。苏东坡令下人煎汤，服用后果然伤寒很快就好了。

苏东坡休养好身体之后的第一件事就是拿着剩余的药赶往三台山，感谢好友的赠药之情，顺便打听一下这是什么"灵丹妙药"，竟有这般神奇功效。高僧告诉他，这种药是三台山上特有的白芷。

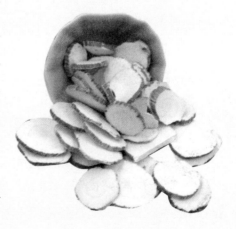

苏东坡听后便将这种有着神奇疗效的植株种在他辖区的各个地方，所以白芷很快便成为杭州特产的药材，名唤"杭白芷"。因为白芷植株香气扑鼻，所以又被称为"香白芷"。

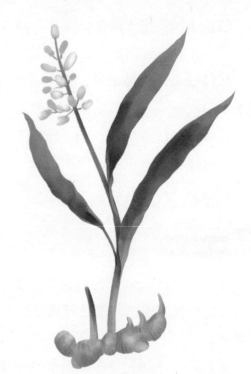

高良姜

gāo liáng jiāng

别名 蛮姜。子名：红豆蔻。

分类 芳草类。

入药部位 根茎。

性味 味辛，性大温，无毒。

效用 温中散寒，理气止痛。

时珍说 高良姜、红豆蔻都宜炒过入药。也有用姜同吴茱萸、东壁土炒过入药用的。

附方

霍乱吐泻：将高良姜用火炙令焦香。每用五两，加酒一升，煮沸三四次，一次服完。

心脾冷痛：高良姜三钱，五灵脂六钱，共研为末，每次用醋汤调服三钱。

养脾温胃，祛寒消痰，宽胸下气，治疗心脾冷痛及一切寒凉食物伤脾：高良姜、干姜等分，炮过后研为细末，加面调糊做成梧桐子大的丸子，每次饭后服十五丸，用橘皮汤送下。孕妇忌服。

眼睛突然红肿疼痛：取高良姜末，用小管吹入鼻内使打喷嚏，或弹出鼻血，则红肿消散。

风牙痛肿：高良姜二寸、全蝎（焙）一枚共研末，搽痛处，吐出涎水，再用盐汤漱口。

本草传说

苏东坡不仅是大文学家，还是一位热爱生活的美食家。因为他和当时掌权的宰相政见不合，从京城被贬到惠州当一个小官。那时，广东是岭南瘴疬之地，北方人很难适应这里的气候环境。

苏东坡刚到惠州时水土不服，经常上吐下泻，吃什么都没有胃口，一下子就消瘦了很多。

一天，有个邻居打听到苏东坡特别爱吃肘子，特意为他做了一道红烧肘子。这道菜看起来色泽红亮，闻起来香气浓郁，立刻勾起了他的食欲。肘子吃起来肥而不腻，香辣可口。吃完后，苏东坡觉得意犹未尽，并且感觉肠胃也舒服多了。作为美食家的苏东坡，品尝过各类美味，觉得这道红烧肘子味道与众不同，便询问邻居菜里加了什么特别的调料。

邻居告诉他说，只比其他人做的肘子里多加了本地特产的姜。当地人平常多用此姜来炒菜或泡水喝，对肠胃很有好处。自此以后，苏东坡让人炒菜的时候都要放入这种调料，他的肠胃很快就得到了恢复，他又可以尽享南方各种美食了。因为这种姜出于古高凉郡，外形又和生姜很相像，当地的老百姓将其命名为"膏药凉姜"，后因谐音而讹称为"高良姜"。

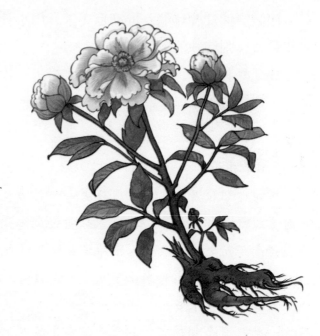

芍药

sháo yào

别名 将离、犁食、白术、余容。白的称金芍药，赤的称木芍药。

分类 芳草类。

入药部位 根。

性味 味苦，性平，无毒。

效用 止痛益气。

时珍说 古人说洛阳牡丹、扬州芍药甲天下。今药中所用，也多取扬州的。十月生芽，入春始长，三月开花。其品种有三十余种，有千叶、单叶、楼子之分。入药最宜单叶之根，气味全厚。根之赤、白，随花之色。

附方

腹中虚痛（按住而痛止）：白芍药三钱，炙甘草一钱，加水两碗，煎成一碗温服。夏月加黄芩五分，恶寒加肉桂一钱，冬月大寒再加肉桂一钱。

骨痛：用芍药二分、虎骨一两，炙后研细，装入布袋放在酒三升中泡五天。每次饮酒三合，一天三次。

妇女非经期大量出血、便血（小腹痛）：炒黄的芍药一两，微炒的柏叶六两。每次取二两，加水一升，煮成六合，服下。

月经不停：白芍药、香附子、熟艾叶各一钱半，加水煎服。

刀伤：将白芍药一两熬黄，研细。每次用酒或米汤送服二钱。同时可用药末敷伤处。

本草传说

相传，华佗喜爱栽草药作为标本，以辨别药之真伪，防止用错药。有个外地商人看华佗爱种草药，便从山上挖了一棵芍花给华佗，华佗就把这棵芍花栽到了窗外。来年春天，芍花开放，华佗先尝花，后尝叶，只感觉它没有什么药味，也没有什么特异之处，就把它放那儿不管了。

一天夜晚，华佗正在灯下专心地撰写医书，只听窗外有女子的哭声，他抬头往窗外一看，迎着月光看见一位身穿绿衣、头戴红花的美貌女子。华佗便出去看看，可东瞅西望，却未有半个人影，只见那女子站的地方正是那棵青枝绿叶的芍花。

华夫人越想越觉得奇怪，总觉得芍花啼哭是因为委屈了它。早晨起来，华夫人去做饭，一不小心手被菜刀划了一下，血立刻冒了出来。华佗赶忙拿刀伤药敷在伤口上，但血还是止不住，华夫人便说："你不妨把芍花根挖点来敷上试一试。"华佗便挖了一点芍花根，捣成泥状敷在伤口上。血立刻止住了，过了几天，伤口愈合，连个疤痕也没有。

后来华佗用芍花做了细致的试验，发现它不单可以止血、活血，而且有镇痛、滋补、调经的效果，便将它记在《青囊经》里，给加了一个"药"字叫"芍药花"。由于华佗的栽培试验，芍药便在谯县（今亳州）被广为栽种，后来又发展到四川、浙江、陕西等地，但以产在谯县的个大、色白、粉性足的芍花为最，被称为白芍。

姜黄

jiāng huáng

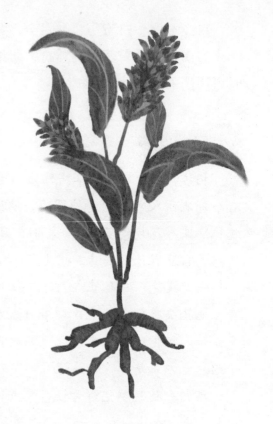

别名 莶、宝鼎香。

分类 芳草类。

入药部位 根。

性味 味辛、苦，性温，无毒。

效用 破血行气，通经止痛。

时珍说 姜黄、郁金、莶药三物，外形功用都相近。但郁金入心治血；姜黄兼入脾，兼治气；莶药则入肝，兼治气中之血。

附方

心痛难忍：姜黄一两、桂三两，共研末，每次用醋汤送服一钱。

产后血痛，腹内有血块：姜黄、桂心等分，研为末，用酒调服方寸匕。血下尽后即愈。

胎寒腹痛（婴儿啼哭吐乳，大便泻青，状如惊风，出冷汗）：用姜黄一钱，没药、木香、乳香各二钱，共研成粉末，加蜜调成如芡子大的丸子。每次用钩藤煎汤化服一丸。

疮癣初发：姜黄研末搽上，非常有效。

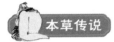

本草传说

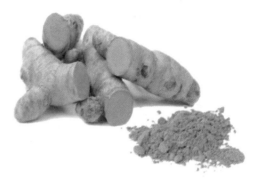

　　从前，在广西的大明山深处住着一个年轻的猎人，他幼年丧父，与母亲相依为命。一日，猎人追逐猎物时不幸跌下山坡摔成重伤，只得在家卧床休息，生活的重担落在了母亲身上。猎人为此心理负担很重，日子长了，连饭都吃不下。母亲见状心急如焚，一门心思想做些好吃的东西给儿子吃。

　　当地有一种香料叫作姜黄，是平常百姓家里常用的调味料。为了让儿子增加食欲，母亲便将姜黄放在菜里，由于姜黄特异的香味，猎人终于胃口大开。说来也奇怪，在吃了姜黄炒的菜后，猎人身上的伤痛竟也一天天好了起来，不出半月就痊愈了。

　　就这样一传十，十传百，附近的人都知道姜黄能治跌打损伤、瘀肿疼痛。慢慢地，姜黄就成了一种常用的中药。

本草美食小当家

姜黄拿铁

食材准备：姜黄粉1茶匙，牛奶1杯，肉桂粉半茶匙，姜粉半茶匙，豆蔻粉少许，黑胡椒少许，蜂蜜或黑糖少许。

方法步骤：1.将所有香料放入锅中，加入牛奶，小火慢煮，边煮边搅动，避免底部烧焦。

2.不用煮沸，煮至锅边冒小气泡便可关火。

3.倒入杯中，可依个人喜好加入蜂蜜或黑糖调味。

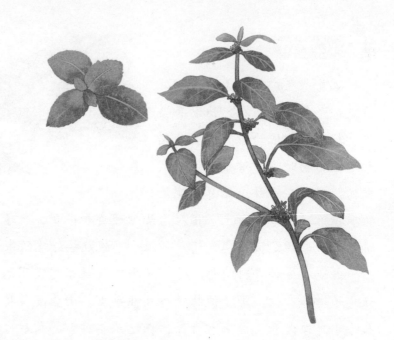

薄荷

bò he

别名 蕃荷菜、南薄荷、金钱薄荷。

分类 芳草类。

入药部位 茎、叶。

性味 味辛，性温，无毒。

效用 通利关节，发毒汗，除体内毒气，散瘀血，祛风热。

时珍说 戴原礼氏治疗猫咬伤，取它的汁涂在伤口上有效，是因薄荷对猫有制约作用，猫食薄荷则醉。

附方

清上化痰（利咽膈，治风热）：将薄荷研细，加炼蜜和成如芡子大的丸子。每次噙含一丸，也可用白砂糖调丸。

眼睑红烂：将薄荷在生姜汁中浸一夜，取出晒干，研成粉末，每次取一钱，用沸汤泡洗。

颈部淋巴结结核：将新薄荷二斤捣烂，取汁，将一个皂荚用水浸去皮，取一两，半生半炒的黑牵牛一两，皂荚仁一两半，一起捣烂，做成如梧桐子大的丸子。每次煎连翘汤送服三十丸。

火毒成疮：用薄荷煎汁随时涂搽。

本草传说

传说薄荷的原名源自国外的神话传说。冥界之王哈迪斯是拥有一副黝黑身躯的凶猛之神。有一天，他到人间闲逛，突然看到美丽的精灵曼茜，便深深地爱上了她。但这件事却被冥王的妻子佩瑟芬妮发现了，并且遭到了她的嫉妒。

为了使冥王忘记曼茜，佩瑟芬妮用法术将曼茜变成了一株不起眼的小草，长在路边任人踩踏。可是内心坚强善良的曼茜变成小草后，她身上却拥有了一股令人舒服的清凉迷人的芬芳，越是被摧折踩踏就越浓烈。虽然变成了小草，她却被越来越多的人喜爱。人们把这种草叫薄荷。

与时俱进的本草

薄荷脑，也叫薄荷醇，是由薄荷的叶和茎中所提取的化合物，为薄荷精油中的主要成分。薄荷脑可用作牙膏、香水、饮料和糖果等的赋香剂。在医药上用作刺激药，作用于皮肤或黏膜，有清凉止痒作用。内服可作为驱风药，用于头痛及鼻、咽、喉炎症等。

其酯也可用于香料和药物。我国栽培的亚洲薄荷，它的精油中，游离薄荷脑含量较高，一般在 80% 以上。

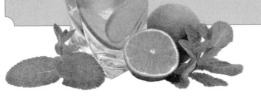

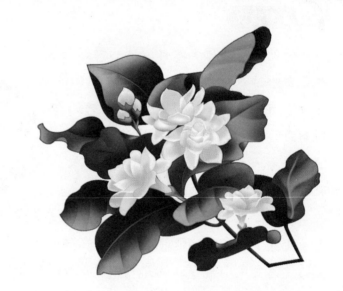

茉莉

mò lì

别名 奈花。

分类 芳草类。

入药部位 花、根。

性味 花：味辛，性热，无毒。

根：性热，有毒。

效用 花：理气止痛，辟秽开郁。

根：麻醉止痛。

时珍说 它的性格畏寒，不宜在中原种植。它茎弱枝繁，绿尖团，初夏时开白色的小花朵，花瓣重叠而没有花蕊，秋尽花谢而不结果。它的花都在夜晚开放，芳香可爱，女人用为首饰，或做面脂，也可以熏茶。素馨和指甲花与它都属同类。

附方

花：蒸油取液，做面脂和头油，能长发、润燥、香肌，也可加入茶中饮用。

根：酒磨一寸服，则昏迷一日的人能醒，二寸则昏迷两日的人能醒。凡跌损骨节、脱臼接骨的，用了则不知痛。

　　传说在明末清初，苏州虎丘住着一户姓赵的农民。家中有夫妇俩和三个儿子。赵老汉在广东谋生，每隔两三年回来看看，妻子和儿子在家种地。孩子渐渐大了，便把地分为三段，每人一块，都以种茶树为主。

　　有一年赵老汉回家，带回一捆花树苗，只说这是南方人喜欢的香花，叫什么名儿，也弄不清。赵老汉顺手把树苗栽在大儿子茶田的田边上。隔了一年，树上开出了一朵朵小白花，虽香，却没有引起村民的多大兴趣。一天，赵家大儿子惊奇地发现，花树旁边的茶枝带有小白花的香气。他不声不响，采了一筐茶叶，到苏州城里去试卖，意想不到的是这含香的茶叶非常受欢迎。两个弟弟得知后，认为哥哥的香茶叶，是父亲种的香花所致，哥哥卖茶叶的钱应三人均分。兄弟间一直吵闹不休，两个弟弟想强行把香花毁掉。

　　乡里有位老隐士，名叫戴逵，深受人们尊敬。赵氏三兄弟到戴家，请他评理。他教育三兄弟不能为了眼前的利益，而闹得家里四分五裂。现在最应该做的是繁殖发展这些香花，兄弟一起卖香茶，这样才能一起发财。当这些香花有了名，坏人想来偷，也需要他们三兄弟轮班看护，这就要团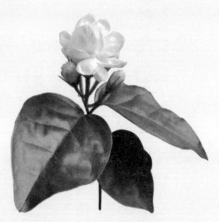结一致。如果他们都自私自利，不把家庭利益放在前面，就成不了大事。后来戴逵还给花儿起了个名字，叫"末利花"，意思就是为人处世，要把个人私利放在末尾。

　　兄弟三人听了隐士的话，觉得很羞愧，便不再争吵，而是同心协力繁殖香花树。一家人的日子越来越好，"末利"的名字也变成了我们今天熟知的"茉莉"。

藿香

huò xiāng

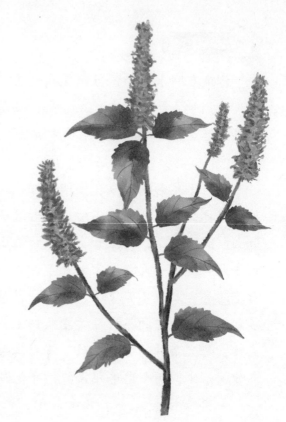

别名 兜娄婆香。

分类 芳草类。

入药部位 茎叶。

性味 味辛，性微温，无毒。

效用 芳香化浊，开胃止呕，发表解暑。

时珍说 藿香方茎、有节、中空，叶子看起来像茄叶。洁古、东垣只用它的叶子，不用枝梗。现在的人也会用枝梗，因为卖的藿香叶经常是假的。

附方

夏季吐泻：滑石炒二两，藿香二钱半，丁香五分，共研为末。每次用米汤调服一二钱。

香口去臭：藿香洗净，煎汤，时时噙漱。

升降诸气：藿香一两，炒过的香附五两，研为末，每次用白汤点服一钱。

胎气不安，气不升降，呕吐酸水：香附、藿香、甘草各二钱，研为末，入盐少许，每次用沸汤调服二钱。

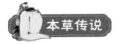 本草传说

三国时期，深山里住着一户人家，哥哥与妹妹藿香。哥哥娶亲后就从军在外，家里只有姑嫂二人相依为命。一年夏天，嫂子因劳累中暑病倒。妹妹独自进深山给嫂子采药，不幸被毒蛇咬伤，中毒身亡。嫂子用小姑采来的药草治好了病，并在乡亲们的帮助下埋葬了藿香。为牢记小姑之情，嫂子便把这种有香味的药草称为"藿香"。

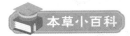 本草小百科

藿香正气液里没有"藿香"？

光看"藿香正气液"这个名字，你肯定以为"藿香"是"藿香正气液"中最主要的药了，然而，正如老婆饼里没老婆，煲仔饭里没有仔，藿香正气液里也没有藿香……它有的是广藿香。

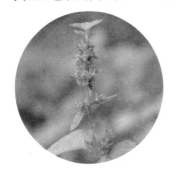

广藿香

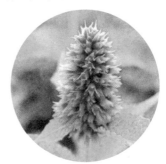

藿香

广藿香和藿香，是两种不同的植物，如果硬说有什么关系——它们是"堂兄弟"的关系。广藿香原产地在东南亚，在东汉时期即有记载，宋朝初期在海南、广东等地开始种植。广藿香最初是作为香料使用，后来其药用价值被慢慢发现，并受到历代医家推崇，逐渐成为十大广药之一。而藿香是中国正宗本土药材，主产于江苏、浙江、湖南、湖北、四川等地。由于这两种植物功效相近，并且植物性状也很相似，历代常有混用情况，然而无论功效还是价格，广藿香都要好很多。

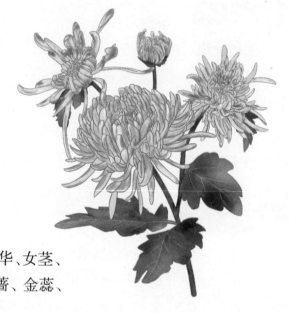

菊

jú

别名 节华、女节、女华、女茎、
日精、更生、傅延年、治蔷、金蕊、
阴成、周盈。

分类 隰草类。

入药部位 花、叶、根、茎、实。

性味 味苦，性平，无毒。

效用 散风清热，平肝明目。

时珍说 菊，春生夏茂，秋花冬实，饱经露霜，备受四季之气。
黄菊能滋阴，白菊能壮阳，红菊能行妇人血，都可入药。神仙都懂得
这个道理，何况人呢？它的苗可做蔬菜，叶可生吃，花可做糕饼，根
及种子可入药。装入布袋内可做枕头，蜜酿后可做饮品，菊的全身都
是宝。古代圣贤将菊比作君子，神农将它列为上品，隐士将它放入酒
中，文人墨客将它落下的花瓣拿来食用。费长房说饮菊酒九日，可以
避邪。

附方

风热头痛：菊花、石膏、川芎各三钱，同研末，每服一钱半，茶
调下。

膝风疼痛：用菊花、陈艾叶做护膝，久则自除。

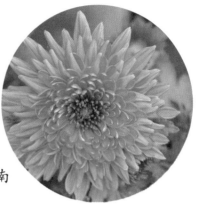

本草传说

据说女娲在 99 岁的时候，眼睛突然失明，伏羲为了治好女娲的眼睛，便派遣他们的儿子有熊前往天庭去偷取菊花。有熊走了七七四十九天的路，又爬了七七四十九天的天梯，才终于来到了南天门。

有熊躲开了天兵天将的看守，从侧面的墙上爬进了天庭的花园，此时正是晚秋时节，唯有凌傲风霜的菊花开放，有熊摘取了最大的一朵菊花，却没想到正好被二郎神瞧见，便被打入天牢。

玉帝的大女儿雷姐知道了有熊的孝心，爱上了这个凡尘的青年，便帮助其越狱，私奔下凡带走了菊花。有熊治好了女娲的眼睛，但是玉帝却震怒无比，要派兵捉拿有熊和雷姐，被托塔天王阻止。托塔天王请求玉帝成全有熊和雷姐。玉帝虽然同意，但雷姐却永世不得再回天庭，最后玉帝给了雷姐菊花、山药、牛膝以及地黄这四种花药当作嫁妆。

本草美食小当家

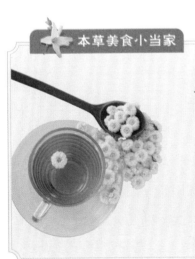

菊花乌龙茶

食材准备：杭白菊 4 朵，乌龙茶 3 克。

方法步骤：1. 将杭白菊洗净备用。

2. 将乌龙茶、杭白菊用 200 毫升沸水冲泡，加盖闷约 10 分钟，倒入杯中饮用。

艾

ài

别名 冰台、医草、黄草、艾蒿。

分类 隰草类。

入药部位 全草。

性味 味苦，性微温，无毒。

效用 回阳，理气血，逐湿寒，止血安胎。

时珍说 凡用艾叶，必须用陈久的，通过修治使它变细软，称作熟艾。如果用生艾灸火，则容易伤人的肌脉。艾叶的修治方法，拣取干净的艾叶，扬去尘屑，放入石臼内用木杵捣熟，筛去渣滓，取白的再捣，捣至柔烂如绵为度。用的时候焙干，这样灸火才得力。

附方

流行伤寒，温病头痛，壮热脉盛： 用干艾叶三升，加水一斗，煮取一升，一次服完取汗。

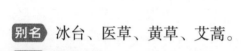

中风口歪： 用五寸左右的小竹筒一根，一头插入耳内，四面用面密封，一头以艾灸之七壮（艾灸的计数单位。每灸一个艾炷，称为一壮）。患右灸左，患左灸右。

本草传说

古时有个叫莫徭的人，见一头老象卧在芦苇丛旁，痛苦地呻吟着。老象一见莫徭，便举起前脚，那脚上扎着一颗尖锐的竹钉。莫徭急忙走到老象身旁，用力将竹钉拔出，鲜血随即涌出。旁边的小象用鼻子拔起一把艾叶，举向莫徭。莫徭将艾叶塞在老象的伤口上，不多时血便止住了。后来，老象常带小象为莫徭耕田犁地。更为重要的是，人们从此懂得了这普普通通的艾叶是一种天赐良药。

本草美食小当家

青团

食材准备：艾草若干，糯米粉 300 克，白砂糖 40 克，小麦淀粉 80 克，猪油 20 克，豆沙适量。

方法步骤：1.艾草洗净后焯水 1 分钟，取出来切成小段放在料理机中打成艾草汁。

2.用糯米粉、白砂糖、艾草汁和面，和成面絮状的时候加入猪油，然后揉成光滑的面团。

3.在另一个碗中加入小麦淀粉，用 200 克滚开的开水烫面，搅成透明状的时候下手揉成面团，再将糯米面团和艾草面团都放在一起，揉成面团。将揉好的面团整理成长条，切成大小均匀的剂子。

4.将剂子都按压成小饼，在里面包入豆沙馅料，用虎口收拢团圆。

5.将做好的青团热水上锅，开大火蒸 8 分钟，取出来放凉就能吃了。

青蒿

qīng hāo

别名 草蒿、方溃、香蒿。

分类 隰草类。

入药部位 全草。

性味 味苦，性寒，无毒。

效用 清热解暑，除蒸，截疟。

时珍说 青蒿二月生苗，茎粗如指而肥软，茎叶都是深青色。它的叶有点像茵陈，但叶面叶背都是青色。它的根白而硬。七八月开细小黄花，颇香。它结的果实大小像麻子，中间有细子。

附方

疟疾寒热：青蒿一把，加水二升，捣汁服。

毒蜂蜇人：嚼青蒿外敷。

牙齿肿痛：用青蒿一把，煎水漱口。

耳出脓汁：用棉裹上青蒿末塞耳中。

温疟（只热不冷，痰多）：将二两青蒿在童便浸过后焙干，加半两黄丹，研成粉末，每次用白开水调服二钱。

刀伤：用青蒿捣封伤口，血止即愈。

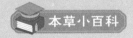

本草·小百科

青蒿与青蒿素

马王堆汉墓丝帛中载有"青蒿治疟"的信息。东晋葛洪在《肘后备急方》中说青蒿可治寒热诸疟。屠呦呦声称，她是从这条记载中获取了用乙醚提取青蒿素的灵感。2015年，屠呦呦研究员凭借青蒿素的抗疟疾功效，获得诺贝尔生理学或医学奖。青蒿素的发现是抗疟药物史上继喹啉类以后的重大突破，是弘扬祖国医学的一大成就。

但令许多人困惑的是，青蒿素却不是来自植物学所指的青蒿。提取青蒿素的原植物，在植物学上叫"黄花蒿"而不是"青蒿"，植物学上叫"青蒿"的植物反而不含青蒿素。晕了吗？其实，这是植物学名称和药用名称不统一造成的混乱。

对此，菊科分类学专家林有润做了细致的考证并得出如下结论：

1.植物学所称黄花蒿，就是中药所用"青蒿"，含有青蒿素，具有抗疟作用。《本草纲目》上所记载的"青蒿"和"黄花蒿"其实是一个物种，都属于植物学黄花蒿。

2.植物学所指青蒿虽然是黄花蒿的近亲，但描述与古本草书上的"青蒿"不符，且不含青蒿素，并无抗疟作用。

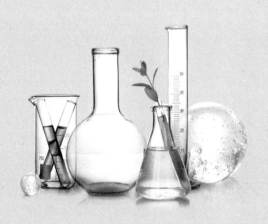

刘寄奴草

liú jì nú cǎo

别名 金寄奴、乌藤菜。

分类 隰草类。

入药部位 全草。

性味 味苦，性温，无毒。

效用 破血下胀。多服令人下痢。便血止痛，治产后余疾，止刀伤血，极其有效。心腹痛，下气，水胀血气，通妇人经脉郁结，止霍乱水泻。小儿尿血，研成末服。

时珍说 刘寄奴一茎直上，叶像苍术，尖长糙涩，面深背淡，九月茎端分开数枝，一枝攒簇十几朵小花，白瓣黄蕊，像小菊花。花谢后有白絮，如苦荬（mǎi）花之絮。它的子细长，如苦荬子。

附方

大小便血： 将刘寄奴研成粉末，用茶调匀，空腹服二钱即止。

打伤瘀血，伤及腹内： 用刘寄奴、骨碎补、延胡索各一两，加水二升，煎至七合，再倒入酒和童便各一合，一次温服。

霍乱转痢： 用刘寄奴草煎汁内服。

汤火伤： 将刘寄奴捣末，先以鸡毛蘸糯米浆扫伤口，然后敷上药末。

赤白痢： 刘寄奴、乌梅、白姜等分，用水煎服。赤多，加乌梅；白多，加姜。

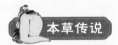 **本草传说**

在上千种中草药里，有一味最为特殊，因为只有它是用一位皇帝的名字命名的，它便是刘寄奴草。

刘寄奴是南北朝时期宋武帝刘裕的小名。相传刘寄奴称帝前，曾率兵出征新洲，敌军主力被消灭后，其残余人马逃奔到山林中藏匿。刘寄奴带兵追剿，被一条横卧路上的巨蛇挡住去路，于是张弓搭箭射中巨蛇，蛇负伤而逃。

第二天，刘寄奴带兵到林中继续搜查敌军残余，听见有人悄悄细语和杵臼之声，便派兵士前去查看。兵士循声走去，只见数名青衣童子正在捣药，兵士正欲举刀杀之，众童子伏地哀求说："我等并非敌兵，只因昨日刘将军射中我主，我主疼痛难忍，故命我等捣药治伤。"

兵士们将此回禀刘寄奴。刘寄奴感到诧异，本想看个究竟，但走近一看众童子却突然不见了，只见地上有草药数束，遂命兵士将草药带回。依青衣童子所述，将这种草药试敷伤口，甚是灵验，便在军中推广使用。那时，兵士们不知道这种草药叫什么名字，大家认为是刘寄奴射蛇得药，便将此命名为"刘寄奴"。刘寄奴体恤士兵，也欣然同意。自此以后，民间便又多了一味金疮妙药。

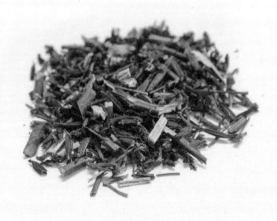

夏枯草

xià kū cǎo

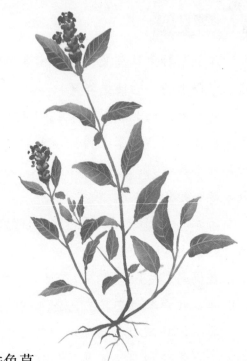

别名 夕句、乃东、燕面、铁色草。

分类 隰草类。

入药部位 果穗。

性味 味辛、苦，性寒，无毒。

效用 清火明目，散结消肿。

时珍说 黎居士《易简方》记载：夏枯草治目疼，用砂糖水浸一夜用，取其能解内热、缓肝火。有一男子一到夜里眼睛就痛，连眉棱骨及头半边一起肿痛。用黄连膏点之，反而更严重，所有药都没有效果。灸厥阴、少阳，疼止了，但半天后又会发作，如此数月。后来将夏枯草二两、香附二两、甘草四钱，研为末，每次用清茶调服一钱半，下咽则疼减半，至四五服便好了。

附方

明目补肝，治肝虚目痛，冷泪不止，羞明怕日光：夏枯草半两、香附子一两，同研末，每次用腊茶汤调服一钱。

汗斑白点：用夏枯草煎成浓汁，每天洗患处。

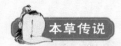

本草传说

中医有个病叫瘰疬病，相当于西医的淋巴结结核，是由肝气郁结不舒所引起的。传说从前有个秀才，母亲得了瘰疬病，秀才知道了心急如焚，他找过一些大夫，但大夫一听得的是瘰疬病，都摇摇头说无能为力。

一天，一个游方郎中路过秀才家，得知他母亲的疾病，便对秀才说："山中有一种草药，能够治愈你母亲的疾病。"说罢，秀才就随着郎中上山去采药。他们采了一种紫色花穗儿的野草回来，秀才给母亲煎汤内服。果然，喝了十几天后，病就痊愈了。

秀才十分感激，挽留郎中在其家里，盛情地款待他。不久，郎中又要继续远行，临走时他指着为秀才母亲治病的草药说："这味草药善于治瘰疬病，但你要千万记住，此种植物夏天一过，便会枯死，就采摘不到。平常需要及时采集，留存备用，不能等到用的时候再去找。"但这秀才生性有点懒惰，他虽然口中说记住了，但母亲的病一好他就将挖药的事抛之脑后了。

有一年，县官的老母亲也得了瘰疬病，县官为了看病，四处张榜求医。秀才看后自认胸有成竹而前去揭榜，随后便上山采药，可他寻遍了附近山坡野地，却连一棵药草也找不到。县官随即认定秀才是个江湖骗子，便打他五十大板。秀才十分委屈，但不知道问题出在哪里。直到第二年，当年的郎中又回到了秀才家，秀才埋怨他道："你让我挨了县官五十大板，害得我好苦呀！"

郎中听了缘由后骂他糊涂，摇头叹息说："临走时我曾告诉你，夏天一过，这草药就会枯死，就采不到了。而你上山的时候是秋季，自然寻药无果。"秀才这才恍然大悟，为了吸取教训，他就把这草药命名为"夏枯草"，以此提醒自己，这种草药只在春末夏初才能采得到。

鸡冠

jī guān

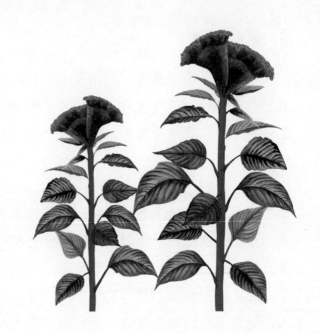

分类 隰草类。

入药部位 花、种子。

性味 味甘，性凉，无毒。

效用 止肠风泻血，赤白痢，崩中带下。

时珍说 鸡冠到处都有。它三月生苗，入夏后高的有五六尺，矮的只有几寸。其叶青而柔，很像白苋菜，但窄些，叶梢有赤脉。其茎为赤色，有圆的有扁的。六七月在茎梢间开花，有红、白、黄三种颜色。其中，穗圆长而尖的，像青葙穗；扁卷而平的，像雄鸡冠。花朵大的，围可长达一二尺，层层卷出，甚是可爱。子在穗中，黑细光滑，与苋实一样。其穗像秕麦，花期最长久，霜降后才开始凋谢。

附方

吐血不止：将白鸡冠花在醋中浸煮七次，取出后研成粉末。每次用热酒送服二钱。

便血：将鸡冠花、椿根皮等分，研成粉末，加炼蜜和成如梧桐子大的丸子。每次用黄芪汤送服三十丸。一天两次。

赤白痢：用鸡冠花煎酒服。赤痢，用红花；白痢，用白花。

痔久转瘘： 用鸡冠花、凤眼草各一两，加水两碗煎汤多洗。

白带： 将白鸡冠花晒干，研成粉末，每天早晨空腹用酒送服三钱。如是赤带，可用红鸡冠花。

本草传说

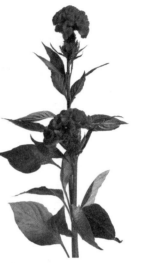

　　古时候，有一个山村住着母子二人，母亲料理家务，儿子双喜耕田，日子过得很幸福。家里养了只大公鸡。山中有只蜈蚣精，嫉妒双喜一家的幸福生活。一天，双喜外出游玩，蜈蚣精欲伤害双喜。在此紧要关头，大公鸡突然出现，和蜈蚣精展开了搏斗，最后双方激战而死。惊昏过去的双喜醒来后，十分悲痛地将大公鸡掩埋了。不久，大公鸡的坟墓处开出了状如鸡冠样的鲜艳花朵，人们便称之为"鸡冠花"。据说直到现在，蜈蚣还惧避鸡冠花。

本草诗词对对碰

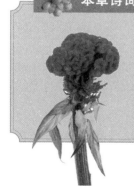

鸡冠花

唐·罗邺

一枝秾艳对秋光，露滴风摇倚砌傍。

晓景乍看何处似，谢家新染紫罗裳。

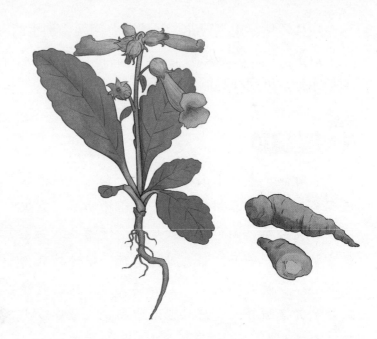

地黄

dì huáng

别名 芐、芑、地髓。

分类 隰草类。

入药部位 根。

性味 干地黄：味苦，性寒，无毒。

生地黄：性大寒。

熟地黄：味甘、微苦，性微温，无毒。

效用 干地黄：清热凉血，养阴生津。

生地黄：清热生津，凉血，止血。

熟地黄：填骨髓，长肌肉，补益五脏内伤虚损不足。

修治

干地黄：用生地黄一百斤，选择肥大的六十斤，洗净后晒至微皱。将剩下的地黄洗净，在木臼中捣烂绞干，然后加酒再捣。取捣出的汁拌前面选出的地黄，晒干，或用火焙干后使用。

熟地黄：拣取肥大而沉水的地黄，用好酒和砂仁末拌匀，放入柳木甑中在瓦锅内蒸透，晾干，再用砂仁、酒拌匀蒸晾，如此反复九次。

附方

地黄煎，能补虚除热，治吐血咳血，去痈疖：用生地黄不拘多少，三捣三压，取全部汁，装入瓦器中，盖严，放热水上煮至剩一半汁，去渣再煎成糖稀状，做成弹子大的丸子，每次用温酒送服一丸，一天两次。

地黄粥，很能利血生精：地黄（切）二合，与米同放入罐中煮，待熟后用酥二合、蜜一合炒香，然后放入罐中再煮熟食用。

病后虚汗，口干心躁：取熟地黄五两，加水三盏煎成一盏半，分三次服，一天服完。

月经不调，久不受孕，属冲任伏热：熟地黄半斤、当归二两、黄连一两，一起放在酒中泡一夜，取出焙干研为末，加炼蜜做成梧桐子大的丸子，每次服七十丸，米汤或温酒送下。

本草传说

唐朝时，有一年黄河中下游瘟疫流行，无数百姓失去生命，时任怀庆府的一个县太爷来到神农山药王庙祈求神佑，得到了一株根状的草药。送药人将此药称为"地皇"，意思是皇天赐药，并告诉他神农山北草洼有许多这种药，县太爷就命人上山采挖，解救了百姓。瘟疫过后，百姓把它引种到自家农田里，因为它的颜色发黄，百姓便把"地皇"叫成"地黄"了。值得一提的是，不管是否和传说有关，此后一说到地黄，人们都会认为怀庆府所产的最为地道。

紫菀

zǐ wǎn

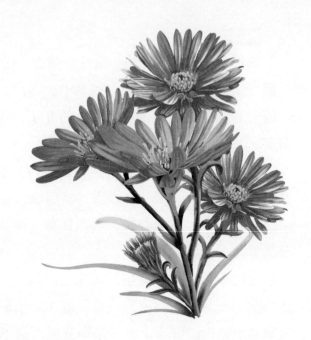

别名 青菀、紫蒨、返魂草、夜牵牛。

分类 隰草类。

入药部位 根。

性味 味苦，性温，无毒。

效用 润肺下气，消痰止咳。

时珍说 按陈自明所说，紫菀以牢山所出、根像北细辛的为好。现在有人用车前根、旋覆根加红土染过作假。紫菀是治疗肺病的重要药物，肺病本来就伤津液，又服车前、旋覆等伤津液的药物，危害很大，不能不慎重。

附方

肺伤咳嗽：紫菀花五钱，加水一碗，煎至七成，温服。一天三次。

久咳不愈：紫菀、款冬花各一两，百部半两，捣筛研成粉末。每次取三钱，用三片姜、一个乌梅，煎汤调服。一天两次。

吐血咳嗽：将紫菀、五味子炒过，共研成粉末，加蜜做成如芡子大的丸子，每次含化一丸。

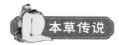

本草传说

很久以前，在一座大山脚下有一个小山村，村里有一条河叫菀河，河边住着一对朴实的夫妇。他们生了一个女孩，取名叫紫菀。18岁的紫菀长成了一个美丽勤劳的姑娘，嫁给了同村打鱼的后生阿朗。婚后二人十分恩爱。白天阿朗出去打鱼种地，紫菀在家里织布做饭；晚上阿朗在灯下补渔网，紫菀就在一旁给他做鞋，补衣服。

有一年，菀河发了大水，洪水来得很急，把房子都冲塌了。熟识水性的阿朗把紫菀和父母送到山上之后又跑回去救其他人，最终因体力不支被大水冲走了。洪水退去后，大家找了好久都没能找到阿朗的尸体。人们都猜测阿朗也许被冲进大海里了。紫菀哭得眼泪都干了，每天坐在河边等她的丈夫。父母让她改嫁，她也不同意。

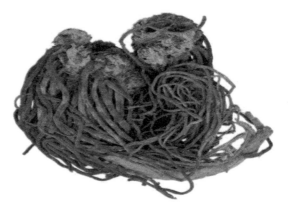

日复一日，年复一年，紫菀最后倒在河边死去了。人们看她那么痴情，就把她埋在了河边。第二年秋天，紫菀的坟上长满了一种紫色的美丽小花。人们给这种花起名叫紫菀，以此纪念这位痴情的姑娘。

麦门冬

mài mén dōng

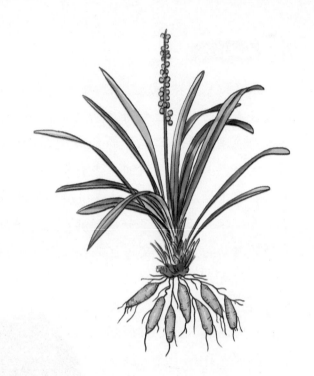

> **别名** 麦冬、禹韭、禹余粮、忍凌、不死药、阶前草。

> **分类** 隰草类。

> **入药部位** 根。

> **性味** 味甘,性平,无毒。

> **效用** 润肺下气,消痰止咳。

> **时珍说** 明代赵继宗《儒医精要》记载,麦门冬以地黄为使,服用令人头不白,补髓,通肾气,定喘促,令人肌体滑泽,除身上一切恶气、不洁之疾。

> **附方**

消渴:将大苦瓜捣成汁,泡麦门冬二两,过一夜,将麦门冬去心、捣烂,加上去掉皮毛的黄连,研成粉末,做成如梧桐子大的丸子。每次饭后服五十丸。一天两次。两天后当可见效。

吐血,鼻出血:将一斤去心的麦门冬捣烂取汁,加蜜二合,调匀,分两次服下。

齿缝出血:麦门冬煎汤漱口。

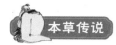 **本草传说**

　　天冬、麦冬本来是天上两个仙女。大姐天冬干练爽直；小妹麦冬文静秀气，并喜用淡紫色或白色的花朵装扮自己。她们在天上见到人间虚痨热病的病魔到处行凶，致使人们面黄肌瘦，燥咳吐血，死者众多，十分可怜。姐妹俩十分同情人间的百姓，决心下凡解救。大姐天冬在我国东南、西南、华北、西北的山谷、坡地疏林、灌木丛中生根落户，小妹麦冬在我国的秦岭以南浙江、四川一带的溪边、林下安家落户。姐妹俩为那些被疾病缠身的病人奉献自己，和病魔做斗争。姐妹俩虽然都能赶出肺胃阴虚、肺胃燥热的病魔，但又因两人性格不同而有所侧重。大姐对火、燥二魔的清除力度大于妹妹；小妹则主攻心中燥魔。二人合作，促人康泰。

本草诗词对对碰

　　麦门冬饮是苏东坡喜欢的饮品，他将麦门冬制成具有口腔保健、安神催眠的家常饮料。

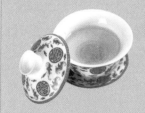

睡起闻米元章冒热到东园送麦门冬饮子

宋·苏轼

一枕清风直万钱，无人肯买北窗眠。

开心暖胃门冬饮，知是东坡手自煎。

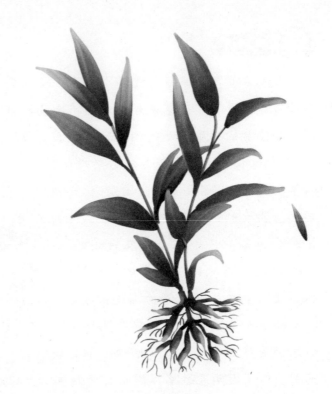

淡竹叶

dàn zhú yè

别名 碎骨子。

分类 隰草类。

入药部位 叶、根。

性味 味甘，性寒，无毒。

效用 **叶：**去烦热，利小便，清心热。

根：能堕胎催生。

时珍说 原野到处都有。春天生苗，高数寸，细茎绿叶，很似竹的种子落地长的细竹的茎叶。它的根一窝有几十根须，须上面结子，与麦门冬一样，但比麦门冬更坚硬，随时可采。八九月间长出茎，结细小而长的穗。民间采它根苗来捣汁和米做酒曲，很芳香。

附方

牙齿出血：用淡竹叶煎浓汁含漱。

脱肛不收：用淡竹叶煎浓汁热洗。

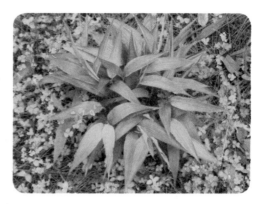

本草传说

相传，东汉末年，曹操挟天子以令诸侯，在朝中权势日甚。此时，刘备已取得了汉中，羽翼渐丰，在诸葛亮的建议下，发兵声讨曹操。

先锋张飞兵马刚到城边，即与曹操派来的大将张郃相遇。张郃明知不是张飞的对手，便筑寨拒敌。张飞急攻不下就指令军士在阵前叫骂。张郃依旧不予理睬，坚守不战。眼看已对峙数日，张飞急得火冒三丈，口舌生疮，众兵士也多烦躁不安，急火攻心。

诸葛亮闻知后，急派人送来五十瓮佳酿，并如此这般嘱咐张飞依计行事。"酒"抬到阵前，张飞吩咐军士们席地而坐，打开酒瓮，大碗饮用，划拳行令，自己更是把瓮狂饮。张郃登高眺望，恶狠狠地骂道："张飞这厮欺我太甚！"传令当夜趁张飞醉酒时下山劫营，结果遭到张飞埋伏，大败而逃。原来，张飞使的是一条诱敌之计，他们白天在阵前喝的不是什么佳酿美酒，而是一种汤药——淡竹叶水。这是诸葛亮专为张飞和众军士熬的泻火除烦的药汤。

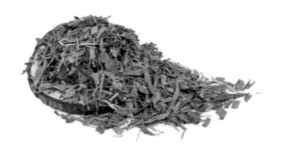

鸭跖草

yā zhí cǎo

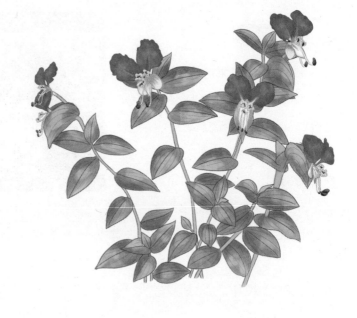

别名 鸡舌草、碧竹子、竹鸡草、竹叶菜、淡竹叶、耳环草、碧蝉花、蓝姑草。

分类 隰草类。

入药部位 苗。

性味 味苦，性大寒，无毒。

效用 清热解毒，利水消肿。

时珍说 竹叶菜到处平地上都有。三四月生苗，茎为紫色，叶像竹叶，嫩的时候可以食用。四五月开花，如蛾形，两叶如翅，碧色，很可爱。结角尖而曲，像鸟喙，实在角中，大如小豆。豆中有仁，灰黑色而皱，形状像蚕屎。巧匠采集花，取汁做画的颜料，及用来描绘羊皮灯，颜色青碧如黛。

附方

小便不通：鸭跖草一两，车前草一两，捣汁后加入少许蜜，空腹服下。

下痢赤白：用鸭跖草煎汤，每天服些。

喉痹肿痛：用鸭跖草汁点。

五痔肿痛：鸭跖草搓揉软后纳于患处，即可见效。

本草传说

楚国郢都有一人，勇而有胆略，他将刷墙所用的白色土粉涂抹一点在自己的鼻头上；又有一匠人与他配合，猛然一斧斩落，恰好将楚人鼻头上的白粉砍掉，鼻子却没有丝毫损伤。再看这位楚人，面色坦然，全无惧意。这个故事被后人称为"郢人之鼻斫"。唐宋时，世人见有一种野花，中间花瓣带一点白色，好似将鼻头抹上白色粉末的楚国人，因此称之为"鼻斫草"。"斫"字后来又被讹传为"跖"（因在吴越一带，两字发音相近），于是将错就错，这种野草也被叫作"鼻跖草"了。又因为这种野花常常长在潮湿的溪边河畔，水边的鸭子喜爱将这野花的鲜嫩茎叶当作食物，因此就被叫成了"鸭跖草"。

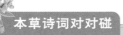

本草诗词对对碰

碧蝉儿花

宋·杨巽斋

扬葩簌簌傍疏篱，薄翅舒青势欲飞。

几误佳人将扇扑，始知错认枉心机。

龙葵

lóng kuí

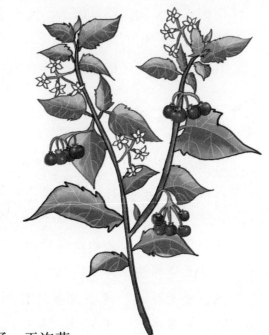

别名 苦葵、苦菜、天茄子、天泡草。

分类 隰草类。

入药部位 茎、叶、根、子。

性味 味苦、微甘，性滑、寒，无毒。

效用

子：治疗肿，用来明目轻身，效果很好。还能治风疾，益男子元气，妇女败血。

茎、叶、根：治痈疽肿毒、跌打损伤，能清肿散血。

时珍说 龙葵、龙珠，为同一类的两个品种，到处都有。四月生苗，嫩时可以吃，柔软而润滑。五月以后开小白花，五开五谢，花蕊呈黄色。结的果实圆形，大如五味子，果上长有小蒂，数颗同缀。果实味酸，里面有细子，也像茄子的子。但果实生青熟黑的是龙葵，生青熟赤的为龙珠，性味相差不多。

附方

脊背痈疽：将龙葵一两研成粉末，加入一分麝香，研匀涂患处。

从高处坠下欲死者：服下龙葵茎叶捣汁，并用滓敷患处。

丹毒：将龙葵叶子，加醋研细后敷患处。

诸疮恶肿：用酒捣龙葵，服下汁液，并用滓敷患处。

吐血不止：龙葵苗半两，人参二钱半，研为末。每次用新汲水送服二钱。

辟除蚤虱：将龙葵叶铺在席下，次日尽死。

多年恶疮：贴上龙葵叶，或研为末后贴。

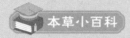

本草小百科

话"龙"药

龙胆：为龙胆科植物及中药材龙胆的统称。中国有龙胆属240多种，多产于西南高山地区。龙胆也是重要的药用植物，其根和根茎入药具有清热、泻肝、定惊之功效。

龙骨：古代哺乳动物象类、犀类、三趾马、牛类、鹿类等的骨骼化石。味涩性凉，能镇惊安神、除烦清热，治心悸、失眠等。

龙眼：味甘，性平，无毒。治厌食、食欲缺乏，驱肠中寄生虫及血吸虫。长期食用，强体魄，安神健脑长智慧，开胃健脾，补体虚。

龙血竭：百合科剑叶龙血树的树脂，微有清香，味淡微涩。活血散瘀，定痛止血，敛疮生肌，用于跌打损伤，瘀血作痛，妇女气血凝滞，外伤出血，脓疮久不收口。

五爪龙：葡萄科植物乌蔹莓的全草，又名乌蔹草、五叶藤、母猪藤；生于旷野、山谷、林下、路旁；性平，味甘、微苦；具有祛风除湿、祛瘀消肿、清热解毒、活血散瘀、利尿的功能，能治疗咽喉肿痛、疖肿、痈疽、疔疮、痢疾、尿血、白浊、跌打损伤、毒蛇咬伤等症。

决明

jué míng

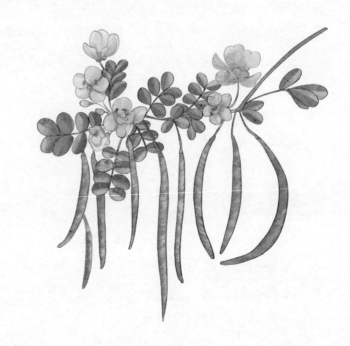

分类 隰草类。

入药部位 子。

性味 味咸，性平，无毒。

效用 治青光眼、眼睛混浊、结膜炎、白内障、红眼病、流泪，久服令人双目炯炯有神，轻身，助肝气；用水调末，可涂肿毒；熏太阳穴可治头痛；又可用来贴在脑心上，止鼻涕过多；做枕头，可治阵发性头痛，明目，效果比黑豆好；能益肾解蛇毒。

时珍说 此为马蹄决明，因为有明目之功，所以得名。

附方

多年失明：将二升决明子研成粉末，每次饭后用稀粥送服一方寸匕。

青盲、雀目（青盲是外观正常，但不见物；雀目即夜盲）：决明一升，地肤子五两，共同研成粉末，加米汤做成如梧桐子大的丸子，每次用米汤送服二三十丸。

眼睛红肿：将决明子炒过后研细，加茶调匀后敷在太阳穴上，药干了就换，一夜肿消。

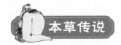

本草传说

从前，有一个老秀才，因为年轻的时候日夜苦读，所以60多岁就得了眼疾，视物不清，老眼昏花，人们都嘲笑他，称呼他为"瞎秀才"。

老秀才门前长着几株野草，非常茂盛。一天，一个南方过路的药商从他门前经过，见他正打理门前的野草，就凑上去问这草苗卖不卖。老秀才询问价钱，药商让他随便出价。秀才见这商人买得如此心切，料定这几株野草绝非普通的野草，便拒绝了。过了两日，这位药商又找他买那几株草。这时野草已经长到三尺多高，茎上开满了金黄色的花，老秀才再一次拒绝。

等到秋天到来，这几棵野草结了籽。老秀才一闻草籽味挺香，觉得准是好药，就抓了一小把，每天用它泡水喝。这日子一长，竟然把自己的眼疾治好了。这时，药商又来了，秀才就把野草籽能治眼病的事说了一遍。药商听后说："野草的草籽名为决明子，是治疗各种眼病的良药，要不我怎么会三番五次买你门前这几株看似不起眼的野草呢！"

"愚翁八十目不瞑，日数蝇头夜点星，并非生得好眼力，只缘长年饮决明。"这就是决明子的故事，老秀才得益于常饮决明子泡的茶，一直到80多岁还眼明体健。经常用眼，眼睛干涩的朋友，也可以用决明子泡茶。

王不留行

wáng bù liú xíng

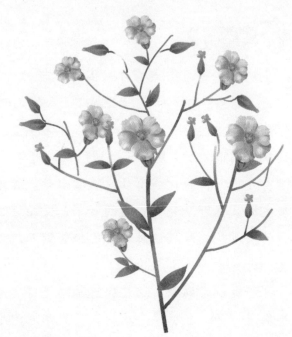

别名 禁宫花、剪金花、金盏银台。

分类 隰草类。

入药部位 种子。

性味 味苦，性平，无毒。

效用 止刀伤血，镇痛，出刺，除风湿。止心烦、鼻出血，治痈疽、恶疮、乳瘘（发生于乳房部或乳晕部的疮口溃脓后，久不收口而形成管道者）及妇人难产。治风毒，通血脉。下乳汁，利小便，出竹木刺。

时珍说 多生麦地中。苗高的可达一二尺。三四月开小花，如铎铃，红白色。结的果实像灯笼草子，壳有五棱，壳内包一实，如豆一般大。实内有如菘子一样的细子，生的时候是白的，熟了就变黑色，正圆如细珠可爱。

附方

刀伤失血：王不留行十分，蒴藋叶十分，桑根白皮十分，川椒三分，甘草十分，黄芩、干姜、芍药、厚朴各二分，前三味烧存性，后六味研成粉末。两组和匀。治大伤，每次用水送服一方寸匕；治小伤，只需在伤处敷上末即可。妇女产后亦可服用。

妇女乳少：王不留行、炮穿山甲、龙骨、瞿麦穗、麦门冬等分研末。每次用热酒调服一钱，服药后再吃猪蹄汤，并在一天内用木梳梳乳数次，助乳汁流出。

头皮屑：将王不留行、香白芷等分，研成粉末，干搽头上。第二天清晨梳去。

本草传说

相传隋朝末年，太行山下李世民与杨广进行着一场残酷的决战，由于势均力敌，双方伤亡惨重，最终兵力多少，成了战争胜负的关键。

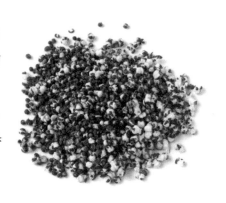

如何让伤员尽快康复重返战场？李世民苦思对策，一筹莫展。正在此时，一个名叫吴行的农夫挑一捆野草求见，称这野草对治疗刀枪伤有特效。李世民将信将疑。吴行取野草的种子，研碎后撒在一个伤兵的伤口上，一个时辰后，士兵的伤痛大减。李世民大喜，忙命士兵到田野采草药如法炮制。三天后，伤兵大都得以康复。李世民的部队士气大振。

然而，让吴行没有想到的是，在献出草药救了伤兵性命的同时，自己却因此而丢掉了性命。因为李世民不想让敌军得到这个药方，故下令封锁消息，并悄悄将吴行杀害。

当李世民大败隋军并最终取得胜利时，也给这种野草留下一个渗透着吴行鲜血的名字——王不留行，意为王者不能留下吴行。

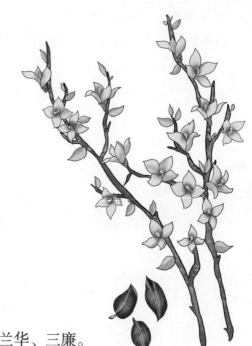

连翘

lián qiáo

别名 连、异翘、旱莲子、兰华、三廉。

分类 隰草类。

入药部位 果实。

性味 味苦，性微寒，无毒。

效用 清热解毒，散结消肿。治寒热、颈部淋巴结结核、痈肿、恶疮、瘿瘤、结热。去绦虫。通利五淋，治小便不通。通小肠，排脓，治疮疖，止痛，通月经。散诸经血结、气聚，消肿。泻心火，除脾胃湿热。治耳聋。

时珍说 连翘状似人心，两片合成，其中有仁很香，是少阴心经、厥阴包络气分主药。诸痛痒疮疡皆属心火，因此为十二经疮家圣药，兼治手足少阳手阳明三经经气分之热。

附方

颈部淋巴结结核：用连翘、芝麻等分为末，随时服用。

痔疮肿痛：用连翘煎汤熏洗，后以绿矾加麝香少许敷贴。

痈疽肿毒：连翘草及根各一升，加水一斗六升，煮成三升服。出汗为见效。

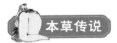

本草传说

传说很久以前，摩天岭的山坳（ào，山间平地）里住着一个李老汉，膝下一儿一女，儿子叫大牛，闺女叫莲巧，后来李老汉病逝，大牛和莲巧兄妹俩相依为命。有一天，莲巧去山上给哥哥送饭，走到一个山坡上，忽然看到一条大蟒蛇缠住一个孩子。她一个箭步冲上去，搬起一块石头，用力不停地向蟒蛇砸去。蟒蛇疼痛难忍，松开了孩子，张着血盆大口向莲巧扑来，孩子得救了。

当人们赶到时，莲巧已被蟒蛇缠死，愤怒的人们砸死了蟒蛇。莲巧死后不久，在她的坟旁长出了一棵棵小树，一丛丛一片片，越长越多，越长越大，人们都说这是莲巧姑娘变的。后人为了纪念莲巧姑娘，就把这种植物叫成了连翘，吃了连翘结的果实，可以清热解毒。

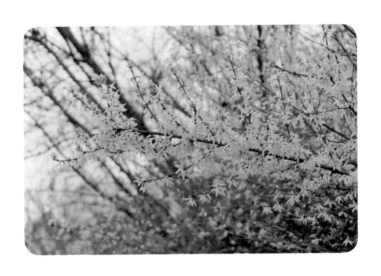

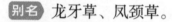

马鞭草

mǎ biān cǎo

别名 龙牙草、凤颈草。

分类 隰草类。

入药部位 苗、叶。

性味 味苦，性微寒，无毒。

效用 治阴疮，通月经，治刀伤。

时珍说 春月生苗，方茎，叶似益母，对生，夏秋开细紫花，作穗如车前穗，子如蓬蒿子而细，根白而小。陶（弘景）说它的叶似蓬蒿，韩（保昇）说它的花白色，都是错误的。

附方

疟疾寒热（疟疾之一。因夏月多食瓜果油面，郁结成痰，热多寒少，头痛心跳，吐食呕沫，甚则昏迷卒倒）：用马鞭草捣汁五合，加酒二合，分两次服。

鼓胀烦渴，身干黑瘦：用马鞭草锉细，晒干，加酒或水同煮至味出，去渣温服。

疥疮：用马鞭草捣汁，生饮半碗，忌触铁器，十日内愈。

赤白痢：用马鞭草五钱、陈茶一撮，水煎服，神效。病初起时，用马鞭草根焙干，捣碎成末，每服一匙，米汤送下。

本草传说

有一年的冬天，神农氏炎帝从峤梁岭上打柴回来，在经过涞水河时不小心掉进了河里。寒冬腊月，涞水河的水冰冷刺骨。炎帝被湍流的河水冲到 1 里（1 里等于 0.5 千米）开外的河滩边，才勉勉强强地爬上了岸。突然，炎帝感觉肚脐眼周围揪心地疼痛，像有一只公牛在拼命地顶着肚子，直疼得他在岸上翻滚了起来。在翻滚的时候，有一株野草顶在了炎帝的背上，他顺手一抓，就扯住了野草的一把花蕾。他一把把手中的野草塞进嘴里，用牙齿死死咬住。炎帝感觉花蕾里的汁液一点一点流进了自己的肚子里，没过多久，肚子居然一点儿不疼了。

炎帝满心疑惑，把那株野草挖了出来，想带回家探个究竟。回家后，熟识花草的妻子一看就告诉炎帝这是马鞭草。后来，炎帝尝试着用马鞭草治好了几个类似症状的人。炎帝从马鞭草治病的事上得到了启示——马鞭草能治疗肚子疼，也许别的草能治疗其他的病痛。从此，炎帝就开始有意识地去遍尝百草。马鞭草就这样成为炎帝尝百草的第一种药物，被后人称为百草之源。

本草美食小当家

柠檬马鞭草茶

原料准备：柠檬草 5 克，马鞭草 10 克。

方法步骤：1. 砂锅中注入适量清水烧开，倒入洗好的柠檬草、马鞭草。

2. 盖上盖子，用大火烧开后转小火煮约 15 分钟。

3. 关火，盛出煮好的茶，滤入杯中，趁热饮用即可。

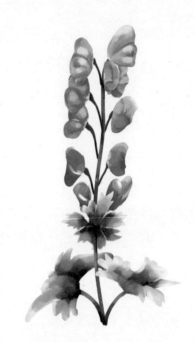

乌头

wū tóu

别名 乌喙、两头尖、草乌头、土附子、奚毒、即子、耿子、毒公、千秋、果负、金鸦。苗名：莨、茛、堇、独白草、鸳鸯菊。煎汁名：射罔。

分类 毒草类。

入药部位 根。

性味 味辛，性温，有大毒。

效用 祛风除湿，消肿止痛。

时珍说 草乌头、射罔，是至毒之药。不如用川乌头、附子，人所栽种，加以酿制，杀其毒性。若非风顽急疾，不可轻投。

附方

淋巴结结核初起（未破，发寒发热）：草乌头半两，木鳖子两个，加米醋磨细，再投入捣烂的葱头和蚯蚓粪少许，调匀后敷患处，外贴纸条，留通气孔。

中风瘫痪（手足颤动，言语謇涩）：将炮过、去皮的草乌头四两，炮过、去皮的川乌头二两，乳香、没药各一两，共研成粉末；生乌豆一升，用三至七个斑蝥，去掉头翅，与豆子一起煮，豆熟后取豆，焙干研成粉末，加入上述药末中。以醋、面调成如梧桐子大的丸子，每次用温酒送服三十丸。

喉痹口噤：将草乌头、皂荚等分，研成粉末，加麝香少许用来擦牙，并吸入鼻内，牙关自开。

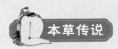 **本草传说**

雷敩（xiào）是南朝宋时著名的药物学家。相传，南朝宋文帝元嘉七年冬，彭城东头的雷家药铺门前，抬来一位面色苍白、呼吸缓慢、浑身抽搐的中年病人。此时，雷敩正在坐堂行医，经过四诊之后，便说此人是药物中毒。病者家人称，病人常下湖捕鱼，浑身关节酸痛，常服中药，并说配的药中有乌头。于是雷敩急忙取来甘草、生姜、绿豆，熬成浓汁灌下，良久，病人渐趋平稳。雷公叹道："中药不经加工，能杀人也。"

由于古代对乌头的加工炮制没有一个统一的方法，故乌头中毒事件屡屡发生。

一天，雷敩拿着一块乌头回家，路过好友开的豆腐店，他顺手将生乌头放在豆缸旁，便与好友喝起酒来。雷敩醉醺醺地回到家，才猛然想起放在豆缸旁的那块生乌头。乌头一旦掉入豆缸内，后果不堪设想，雷敩急派人到豆腐店四处寻找。最后，在煮豆腐的锅里发现了那块乌头，此时乌头颜色已变白许多。雷敩将与豆腐同煮过的乌头切片晒干，给几位风湿痹痛病人试用，毒性居然大减。经过反复试验，他确定了制川乌的办法：用清水漂泡5~7天，每日换水2~3次，滤干后以10斤生药加豆腐2斤同煮，煮至无白心后捞出切片晒干就无毒性了。

雷敩将自己通过实践获得的经验认真加以总结，专门撰写了毒性中药的加工炮制专论，也是我国第一部药物炮制专著——《雷公炮炙论》。书中近200种中药材采用了他独创的加工炮制方法，为后人安全使用中药，留下了宝贵的经验。

半夏

bàn xià

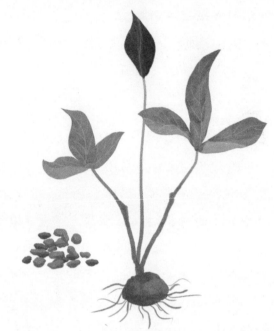

别名 守田、水玉、地文、和姑。

分类 毒草类。

入药部位 根。

性味 味辛，性平，有毒。

效用 燥湿化痰，降逆止呕，消痞散结。

时珍说 将半夏洗去皮垢，用汤泡浸七日，每天换汤，晾干切片，用姜汁拌焙入药。或研为末，以姜汁入汤浸澄三日，沥去涎水，晒干用，称半夏粉。或研末以姜汁和成饼，晒干用，叫作半夏饼。

附方

风痰湿痰，用青壶丸：半夏一斤，天南星半两，分别泡汤，晒干研为末，用姜汁和成饼，焙干，再加入神曲半两、白术末四两、枳实末二两，用姜汁、面调末糊成梧桐子大的丸子。每服五十丸，姜汤下。

小结胸痛，正在心下，按之则痛，脉浮滑，用小陷胸汤：大瓜蒌实一个，加水六升，煮取三升，去滓，再加入半夏半升、黄连一两，煮成二升，分作三次服。

呕吐反胃，用大半夏汤：半夏三升、人参三两、白蜜一升、水一斗二升，煮成三升半，温服一升，一天两次。

本草传说

很久以前，赣南有个姓胡的樵夫，一日卖柴返回家中吃饭，谁知一碗饭尚未下肚，突然口吐白沫而死。樵夫之妻胡氏见状，放声大哭。邻居闻讯赶来，议论纷纷。地保说："樵夫早上还在卖柴，怎么顷刻而死，分明是这个女人有了奸情，狠心投毒！"众人觉得有理，遂将胡氏扭送县衙。知县没有细查案情，就吩咐用刑，最终屈打成招，把胡氏押入了死囚牢中。

案子呈到府里，王知府觉得疑点甚多，决定重审此案。经过他仔细审问，原来胡氏家境贫寒，那日下饭的菜是13岁的女儿挖来的"野小蒜"。于是，王知府要小孩又重挖来一篮，结果发现这是一种比野小蒜叶子稍宽、根茎略大的野草。接着，王知府叫胡氏将野草烹调后让一个判了死罪的囚徒吃下。果然，那犯人很快就口吐白沫，满地乱滚，不一会儿也死掉了。至此，案情真相大白，胡氏无罪释放。为了让人们吸取这一惨痛教训，王知府根据这种野草的生长季节，将它命名为"半夏"。

与时俱进的本草

半夏的主要化学成分为挥发油、胆碱、烟碱、左旋麻黄碱，谷氨酸、精氨酸等多种氨基酸，以及多种微量元素。半夏分布于全国大部分地区。种植半夏以湿润、肥沃、土层深厚的砂质壤土为宜，pH值6~7，过砂或过黏以及易积水的土地均不宜种植。

曼陀罗花

màn tuó luó huā

别名 风茄儿、山茄子。

分类 毒草类。

入药部位 花。

性味 花、子。

效用 味辛，性温，有毒。

时珍说 曼陀罗生长在北方，人家也有栽种。它春生夏长，独茎直上，高四五尺，没有旁生和侧生的枝，绿茎碧叶，叶如茄叶。八月开白花，六瓣，状如牵牛花而大。花瓣聚生，中间裂开，花萼小叶外托着花瓣，早上开花，晚上闭合。果实圆而有丁拐，中有小子。八月采花，九月采实。

附方

脸上生疮：将曼陀罗花晒干，研成粉末，取少许敷贴疮上。

小儿慢惊：用曼陀罗花七朵、天麻二钱半、炒全蝎十枚，炮天南星、丹砂、乳香各二钱半，共研成粉末。每次用薄荷汤调服半钱。

大肠脱肛：曼陀罗子连壳一对、橡斗十六个，同锉，用水煎开三至五次，加入少许朴硝用来洗患处。

做麻醉药：秋季采曼陀罗花、火麻子花，阴干，等分研成粉末，用热酒调服三钱，过一会儿即昏昏如醉。割疮、炙火宜先服此，即不觉痛苦。

本草传说

"麻沸散"是华佗为病人做手术发明的麻醉剂，可惜配方失传。李时珍少年时曾听父亲说曼陀罗花是麻沸散的主药，他一直记在心里，非常注意寻找曼陀罗这种药物。

一年秋末，李时珍采药归来，顺道去河南光山县看在当地做官的大儿子李建中。李时珍在官署的后花园中发现了一种开白花、状如牵牛、叶如茄子的植物，酷似书中记载的曼陀罗花。李建中告诉父亲，这里的人把它叫作山茄子，或者风茄儿。

相传，用曼陀罗花酿酒饮后会令人手舞足蹈。为了确定这是否为曼陀罗花，李时珍决定亲自尝一尝。他将花揉碎，然后放进酒中。过了几天，药酒泡好了。李时珍不顾儿子阻拦将酒喝了一大口，觉得味道很香。又喝了一口，感觉舌头以及整个口腔都发麻了。再喝一口，不一会儿竟发出阵阵傻笑，手脚也不停地舞动着。最后，李时珍失去了知觉，摔倒在地。一旁的人都吓坏了，连忙给李时珍灌了事先准备好的解毒药。李时珍一醒过来，就高兴地狂呼："真是曼陀罗花！真是曼陀罗花！"之后李时珍经过反复试验，终于用曼陀罗花和火麻子花制成了类似华佗"麻沸散"的药剂。

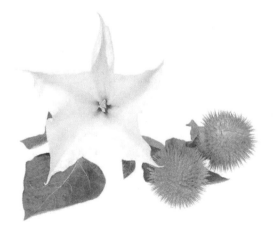

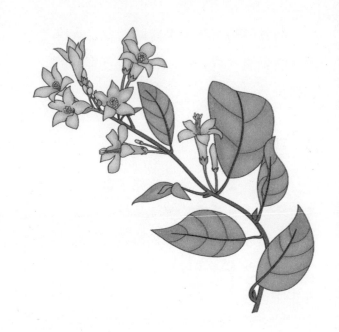

钩吻

gōu wěn

别名 野葛、毒根、胡蔓草、断肠草、黄藤、火把花。

分类 山草类。

入药部位 全草。

性味 味辛，性温，有大毒。

效用 治刀伤、乳滞、中恶风、咳逆上气、水肿。破肿积，除脚膝痹痛、四肢痉挛、恶疮疥虫，杀鸟兽。治喉痹咽塞。

时珍说 钩吻的叶圆而且光滑。春夏的嫩苗毒性特别大，秋冬枯死后稍有减弱。五六月开花似榉柳花，几十朵一起成穗状。长在岭南的花为黄色，长在滇南的花为红色。天姥曾对黄帝说"黄精益寿，钩吻杀人"，指的就是这种植物。葛洪《肘后方》记载，凡是中了野葛毒的人，口不能张开，拿打通的大竹筒，用头支撑中毒之人的两肋和脐中，灌冷水入筒中，换几次水，一会儿中毒之人的口就会张开，可喂下药物解救他。只有多饮甘草汁、人屎汁，杀白鸭或白鹅，取其沥血入口中，或用羊血灌入口中才可解毒。《岭南卫生方》说：当时用未孵成小鸡的鸡蛋研烂，和着麻油灌入，吐出毒物后尚能生存，稍延迟就会死亡。

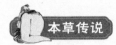

相传，神农有着一副透明的肚肠，能清楚地看见自己吃到腹中的东西。为了寻找能解除人们疾病苦痛的药材，他常年奔走在山林原野间，遍尝百草。神农尝了很多有毒的植物，都靠着一种解毒草而化险为夷。直到有一次，神农在一个向阳的地方发现了一种叶片相对而生的藤，这种藤上开着淡黄色的小花，于是神农就摘了一片叶子放进嘴里咽下。令他意想不到的是，毒性很快发作。神农刚要吞下那种解毒的叶子，却发现自己的肠子已经断成一截一截的了，不多久，尝尽无数草药的神农，就这样断送了自己的性命。因此，这种植物也被人们称为断肠草。

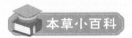

古代毒药指的啥？

鸩、断肠草、鹤顶红，这些古书及古装戏中经常出现的毒药指的是什么？

鸩 鸩是传说中的一种猛禽，其羽毛有剧毒，用它的羽毛在酒中浸一下，酒就成了鸩酒，毒性很大。久而久之，鸩酒就成了毒酒的统称。

鹤顶红 鹤肉、鹤骨和鹤脑可入药，但都无毒。鹤顶红其实是红信石。红信石就是三氧化二砷的一种天然矿物，加工以后就是砒霜。"鹤顶红"是古代对砒霜的隐晦说法。

断肠草 一年生的藤本植物葫蔓藤。其主要的毒性物质是葫蔓藤碱。据记载，吃下后肠子会变黑粘连，人会腹痛不止而死。

见血封喉 又名毒箭木、剪刀树，国家保护的濒危植物，其树汁呈乳白色，剧毒，一旦液汁进入血液，就有生命危险。古人常把它涂在箭头上，用以射杀野兽或敌人。

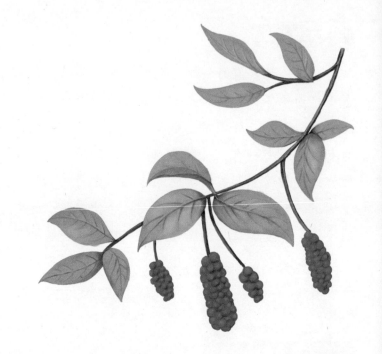

五味子

wǔ wèi zǐ

别名 玄及、会及。

分类 蔓草类。

入药部位 果实。

性味 味酸，性温，无毒。

效用 益气强阴，益精除热。

时珍说 五味，今有南北之分：南产者，色红；北产者，色黑，入滋补药必用北产者乃良。亦可取根种，当年就会长得很好；如果二月种子，则要等到第二年才会旺盛，要搭架引之。

附方

久咳肺胀：五味子二两，白饧（xíng，糖稀）炒过的粟壳半两，研成末，制成如弹子大的白饧丸，每天一丸。

久咳不止：五味子五钱，甘草一钱半，五倍子、风化硝各二钱，研为末，干噙。

痰嗽并喘：将五味子、白矾等分，研成末。将生猪肺炙熟，每次蘸取三钱末细嚼，用白汤送服。

阳痿：将一斤新五味子，研成末。用酒送服方寸匕，每天服三次。忌猪鱼蒜醋。一剂即可。

本草传说

很久以前，长白山脚下的村庄里有个叫苦娃的青年。苦娃自幼父母双亡，靠给一个姓刁的员外放牛度日。刁员外不把苦娃当人看待，给他吃的是气味难闻的猪食，穿的是破烂不堪的补丁衣，稍有不顺心便给他一顿毒打。几年下来，苦娃积下一身病，骨瘦如柴不成人样。刁员外看苦娃病得越来越重，无法干活，就派人将苦娃扔在了很远的树林子里。

气息奄奄的苦娃昏昏沉沉地睡过去。这时，有一只喜鹊从远处飞来，衔着几粒种子，落在了苦娃身边的地上。苦娃一觉醒来，见周围长出了一株株植物，藤蔓相连郁郁葱葱，一串串红里透黑散发着清香的果子挂满枝条。苦娃正饥渴难耐，见到果子喜出望外，便随手摘了一串塞进了嘴里，只觉得甘、酸、辛、苦、咸五味俱全，非常爽口。他越吃越想吃，一气儿吃了半个多时辰，顿时感觉精神焕发，一身的疾病也消失了。自此，苦娃就在深山老林开荒种地，娶妻生子，过上了舒心的日子。

苦娃每年都不忘到这里祭拜这些救命的神果树。后来，这些爬蔓的藤所结之果其籽落地发芽长出新藤，新藤再结新果，数年后，"五味之果"长满了长白山脚下的沟沟岔岔。穷人们不管患了什么病，只要吃了果子就百病消除。因这种果子具有"五种味道"，人们就将它命名为"五味子"。

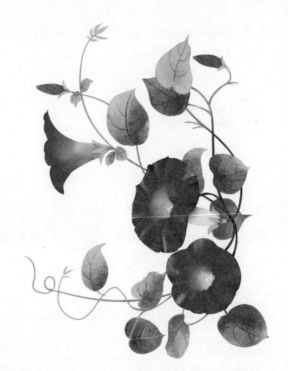

牵牛子

qiān niú zǐ

别名 黑丑、草金铃、盆甑草、狗耳草。

分类 蔓草类。

入药部位 种子。

性味 味苦，性寒，有毒。

效用 治下气、下肢水肿，除风毒和一切壅滞气。治腹部痛胀而有气块，利大小便。另可治腰痛，排体内毒性产物。

时珍说 牵牛治水气在肺、喘满肿胀、下焦郁遏、腰背胀肿及大肠风秘气秘，都有特殊功效。但病在血分及脾胃虚弱痞满的，则不可取快一时，常服暗伤元气。

附方

一切积气，宿食不消：黑牵牛头研末四两，将萝卜剜空，把末装进去，用纸封好后蒸熟，取出后加入白豆蔻末一钱，制成如梧桐子大的丸子。每次空腹用白汤送服一二十丸。

脚肿：将牵牛子捣成末，加蜜做成如小豆大的丸子，每次用生姜汤送服五丸。服药至小便通利为止。

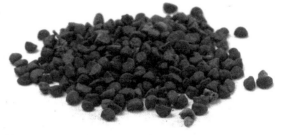

大便不通：将半生半熟的牵牛子研成粉末。每次用姜汤送服二钱。

水肿胀满：用白牵牛、黑牵牛各取头末二钱，大麦面四两，和成烧饼，临睡时烙熟吃下，以茶送服。降气为验。

脸上粉刺：将黑牵牛末调入面脂药中，每日洗搽脸部。

本草传说

很久以前，在一座山下住着一对恩爱夫妻，男耕女织，日子过得十分幸福。但是，天有不测风云。有一天，丈夫外出劳作后回家，发觉自己两腿发沉，第二天竟然病重得起不来床了，浑身水肿，腹部更是肿胀异常。妻子四处求医，但也没能治好丈夫的病，整日以泪洗面。

一日，有一个牵牛娃从他们家门前经过，见妇人又在小声哭泣，牵牛娃好奇，便走过来询问原因。妇人便将丈夫的病情告诉了牵牛娃。

原本，妇人只是将牵牛娃当作倾诉对象。没想到，牵牛娃听了以后安慰妇人说："这好办，我知道山里有味药专治水肿腹胀，我这就去将它采来送你。"说着，牵牛娃一溜烟跑到山上，采了好多瓜瓣形的黑色颗粒的花籽来，递给妇人，并让她用这花籽熬药。妇人半信半疑地接过这一大包花籽，每天熬两碗汤药给丈夫喝。不到一个月，丈夫的水肿便消退了，两腿也活动自如，精神也好了起来。

后来，夫妇俩将剩下的花籽种在地里，第二年长出了青青的藤蔓，还开出像喇叭一样的花朵。为了感谢当初牵牛娃的救命之恩，夫妇俩便将此花命名为"牵牛花"，而将花籽命名为"牵牛子"。

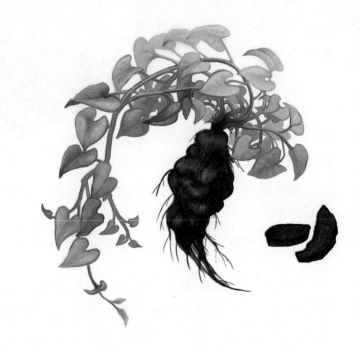

何首乌

hé shǒu wū

别名 交藤、夜合、地精、陈知白、马肝石、桃柳藤、九真藤、赤葛、疮帚、红内消。

分类 蔓草类。

入药部位 根。

性味 味苦、涩，性微温，无毒。

效用 解毒，消痈，润肠通便。

时珍说 制作之法是，取何首乌赤、白各一斤，用竹刀刮去粗皮，放淘米水中浸一夜，切成片。取黑豆三斗，每次用三升三合三勺，以水泡过，在砂锅内铺一层豆，再铺一层首乌，层层铺尽，蒸至豆熟后，取出，将何首乌晒干，再用豆如前面的方法蒸。经九蒸九晒，使用才佳。

附方

骨软风疾，腰膝疼痛，行步困难，遍身瘙痒： 取大而有花纹的何首乌、牛膝各一斤，同入一升好酒中泡七夜，取出晒干，捣为末，加枣肉和成梧桐子大的丸子，每次空腹服三十至五十丸，酒送下。

肠风脏毒，下血不止： 何首乌二两，研为末，饭前用米汤送服二钱。

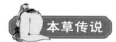

本草传说

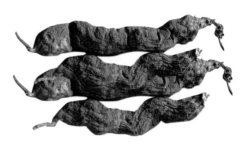

很久以前，有一老一少两个人，到很远的深山里去采药，已经好多天没见到人了。突然有一天，他们在老林子里发现了一个身穿草裙的男人。顿时，两人吓得魂飞天外。老者哆嗦着问："你是谁？是人？是鬼？还是神？"对方用不很清楚的话语问："你，你们是干什么的？你们不是抓丁的吧？"这一问，倒把一老一少两个人问愣住了："抓丁？抓什么丁？""不是抓丁就好就好，"那个男人低头自语道，又抬起头问，"秦始皇还抓丁吗？"那老者更愣住了："什么秦始皇，现在是汉武帝元光三年啦！"

后来仔细询问才知道，此人为避秦抓丁，逃入深山，从未出去，不知世事变迁，竟已近百年。只见他黑发齐腰，黑髯齐胸，满面红光，双目炯炯有神。老者问他在深山用什么充饥。那人指着一种长藤的植物说，春夏秋吃它的藤叶，冬天吃它的根。老者见此世外之人食之，头发乌黑油亮，故为其取名合首乌，后误传为何首乌。

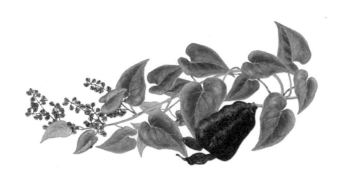

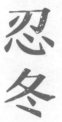

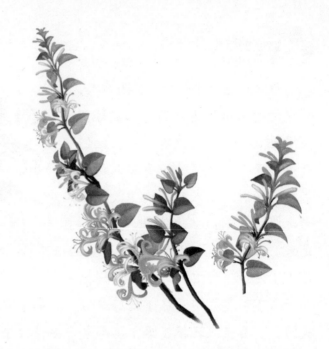

忍冬

rěn dōng

别名 金银花、金银藤、鸳鸯藤、鹭鸶藤、老翁须、左缠藤、金钗股、通灵草、蜜桶藤。

分类 蔓草类。

入药部位 花、枝、叶。

性味 味甘，性温，无毒。

效用 散热解毒。

时珍说 忍冬，茎、叶及花，功用都差不多。忍冬酒，治背生毒疮，初发时就可以喝一些，效果神奇，比何首乌效果更好。

附方

痔瘘：忍冬草或根、茎、花、叶皆可，随意取一些，泡酒中，煨一夜，取出晒干，加少许甘草，共同研成粉末，用泡药的酒调面和药糊成如梧桐子大的丸子。每次用开水或酒送服五十至一百丸。

一切肿毒（不论已溃未溃，或是初起发热）：用忍冬的花及茎叶，取自然汁半碗，煎至八分服下。同时用药渣敷患处。

恶疮不愈：忍冬藤一把，捣烂，加雄黄五分、水二升，放入瓦罐中煎熬，纸封数重，穿一孔，令气出。以疮对孔热熏，待疮大出黄水，再用生肌药，病即愈。

身上发青：金银花一两，煎水服。

脚气（作痛）：将忍冬研成粉末。每次用热酒调服二钱。

中野菌毒：马上采忍冬藤嚼服。

本草传说

相传很久以前，在江南某山区住着一对老夫妻，靠开药店为生，膝下有一女，长得如花似玉，人们叫她金银花。

金银花从小跟随父母配药方，懂得许多药理知识。有一年，村里闹瘟疫，不少人被病魔夺去生命。

金银花见乡亲们遭此磨难，决心寻找灭瘟方，几番试验，终于配成一种"避瘟汤"。这时，有户权贵人家看中金银花，要给傻儿子说亲，并扬言："如若不许，休想开药店！"金银花秉性刚烈，以死相抗。乡亲们感谢金银花的恩德，把她葬在风景秀丽的山冈上。次年，坟上长出一簇簇金黄银白相间的鲜花，分外美丽，人们叫它"金银花"。

本草美食小当家

山楂金银花茶

原料准备：山楂 10 克，金银花 10 克。

方法步骤：1.将山楂洗净，切片，倒入杯中。

2.将金银花洗净后沥干水，倒入杯中。

3.往杯中冲入开水。

4.盖上杯盖闷 1 分钟，揭盖，温服即可。

谷部

李时珍曰："五方之气，九州之产，百谷各异其性，岂可终日食之而不知其气味损益乎？于是集草实之可粒食者为谷部，凡七十三种，分为四类：曰麻麦稻，曰稷粟，曰菽豆，曰造酿。"

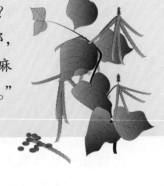

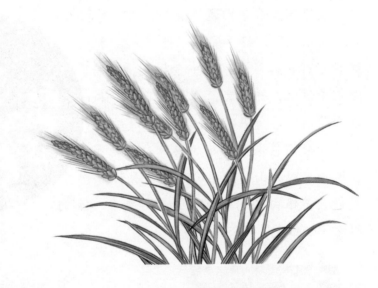

小麦

xiǎo mài

别名 来。

分类 麻麦稻类。

小麦

入药部位 种子。

性味 味甘，性微寒，无毒。

效用 除热，止烦渴、咽喉干燥，利小便，补养肝气，止漏血唾血。将它烧成灰，用油调和，可涂治各种疮及汤火灼伤。

浮麦

即水淘时漂浮起的小麦，烘干后用。

性味 味甘、咸，性寒，无毒。

效用 益气除热，止自汗盗汗。治大人、小孩结核病虚热，妇人劳热。

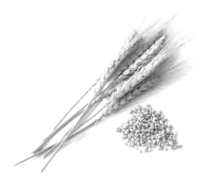

麦麸

即小麦皮。

性味 味甘，性微寒，无毒。

效用 治时疾热疮、汤火疮烂，扑损所致骨关节损伤、瘀血，醋炒敷贴。

面

性味 味甘，性温，有微毒。

效用 将它敷在痈疮损伤处，能散血止痛。生食，利大肠。用水调服，止鼻出血、吐血。

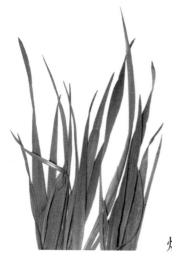

面筋

面筋是用麸和面在水中揉洗而成的。

性味 味甘，性凉，无毒。

效用 主解热和中，有劳热的人宜煮来吃。

麦苗

性味 味辛，性寒，无毒。

效用 消酒毒暴热、酒疸目黄，将麦苗捣烂绞成汁，每日饮用。

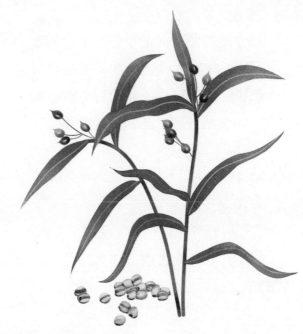

薏苡

yì yǐ

别名 解蠡、芑实、回回米、薏珠子。

分类 稷粟类。

入药部位 仁。

性味 味甘，性微寒，无毒。

效用 健脾渗湿，除痹止泻，解毒排脓。

时珍说 很多人家都会种植薏苡，二三月间老根会长出新植株，叶子像初生的芭茅。五六月间抽出茎秆开花结果。它有两个品种：一种黏牙齿、实尖壳薄的，就是薏苡，它的米呈白色，像糯米，可以用来煮粥、做饭及磨成面吃，也可以和米一起酿酒；还有一种实圆壳厚而坚硬的，是菩提子，它的米很少，可将它穿成念经的佛珠。

附方

风湿身疼，用麻黄杏仁薏苡仁汤：麻黄三两，杏仁二十枚，甘草、薏苡仁各一两，加水四升，煮成二升，分两次服。

水肿喘急：郁李仁三两，研细，以水滤汁，煮薏苡仁饭，一天吃两次。

消渴饮水：用薏苡仁煮粥食用。

肺痿咳吐脓血：薏苡仁十两，捣破，加水三升煎成一升，加酒少许服下。

痈疽不溃：取薏苡仁一枚，吞服。

本草传说

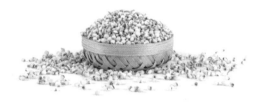

"薏苡明珠"这个成语是指无端受人诽谤而蒙冤的意思。它来自一段历史故事：东汉名将马援（伏波将军）领兵到南疆打仗，军中士卒病者甚多。当地民间有用薏苡治瘴的方法，用后果然疗效显著。马援平定南疆凯旋时，带回几车薏苡种子。谁知马援死后，朝中有人诬告他带回来的几车薏苡，是搜刮来的大量明珠。这一事件，朝野都认为是一宗冤案，故把它称为"薏苡之谤"。白居易也曾有"薏苡谗忧马伏波"之诗句。

本草美食小当家

薏仁养颜汤

食材准备：薏仁 30 克，西洋参 3 克，蜂蜜、燕麦片各适量，红枣 3 颗。

方法步骤：1. 把薏仁洗净，并用温水泡 30 分钟；燕麦片用清水泡软；红枣洗净。

2. 把薏仁、西洋参、红枣、燕麦片一起放入汤煲中，一次性加入充足的清水。

3. 先用大火烧开，再转为小火煲 1 小时。

4. 出锅前加蜂蜜调味即可。

玉蜀黍

yù shǔ shǔ

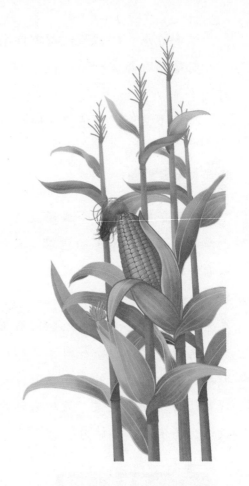

别名 玉高粱。

分类 稷粟类。

入药部位 种子、根、叶。

性味 味甘，性平，无毒。

效用 种子：调中开胃。

根、叶：治小便淋沥砂石。

时珍说 玉蜀黍始种于西部地区。它的苗和叶都像蜀黍，但粗壮、矮些，也像薏苡。它的苗高三四尺，六七月开花成穗，像秕麦。苗心长出一个小苞，形状如同棕鱼，苞上生有白须缕缕，成熟后苞裂开，可见颗粒聚集在一块。颗粒大小像棕子，为黄白色，可以用油炸炒着吃。炒爆成白花，就像炒糯谷的样子。

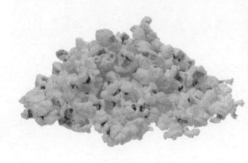

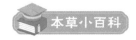

玉米的起源和传入中国

玉蜀黍，属禾本科玉蜀黍属，别名很多，如苞米、棒子、苞谷、玉高粱、包芦、珍珠米等，清朝末期改叫"御米"，民国初期才改叫玉米。

玉米的原产地不在中国，一般认为在南美洲。据历史记载，20世纪初，在墨西哥地层70米深处发现野生玉米花粉化石，表明玉米在该地生长至少已有8万年了。墨西哥国家博物馆展出的玉米穗轴化石和石制磨盘，说明7000多年前，墨西哥古代印第安人就已种植和食用玉米了。印第安人最早发现和种植的是一种原生玉米，名叫大刍草，也称为墨西哥类蜀米。这种野生大刍草今天在墨西哥辽阔的旷野里仍然处处可见。印第安人经过长期选择和培

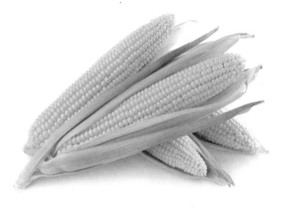

育，栽培出一种果穗大而粒多的玉米。

15世纪末，哥伦布把玉米引种到西班牙，不久玉米的种植又传到了欧洲、亚洲的一些国家。明朝时期，玉米传入中国。玉米作为粮食作物在我国大规模栽培是在清代乾隆以后，到清道光年间，玉米已成为我国的重要粮食作物。

黑大豆

hēi dà dòu

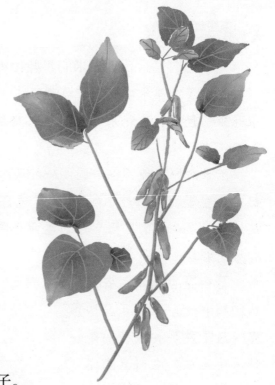

别名 乌豆、黑豆、冬豆子。

分类 菽豆类。

入药部位 种子、豆皮、豆花、豆叶。

性味 （种子）味甘，性平，无毒。

效用 种子：解毒消肿。

豆皮：生用，治疗痘疮和视物不清。嚼烂敷涂小儿痘疮。

豆花：治目盲，翳膜。

豆叶：能治蛇咬，捣碎敷在伤处，经常更换，就会痊愈。

时珍说 大豆有黑、青、黄、白、斑几种，只有黑色大豆可入药，而黄、白色大豆可炒来吃或用来做豆腐。

附方

热毒攻眼，红痛，眼睑浮肿：用黑豆一升，分成十袋，放沸汤中蒸过，交替熨患处。

解巴豆毒，治下痢不止：取黑豆煮汁一升，服下。

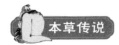

本草传说

从前，有一家人，父母早亡，只有哥哥、嫂子、妹妹三口人过日子。哥嫂总怕对不起早死的父母，对妹妹娇生惯养。妹妹不但不知感恩，反而养成了好吃懒做的坏习惯。

有一次，家里没吃的了，哥哥打发妹妹到双目失明的邻居老婆婆家借点小米。妹妹借到了米，对老婆婆说："借时平箔箩，还时满箔箩。"还米时，她欺负老婆婆看不见，就把箔箩反过来，在箔箩底上放一层米，叫老婆婆摸。老婆婆一摸，高兴了，确实是满箔箩。可没想到，这满满一箔箩米，她一天就吃光了。老婆婆心里很纳闷，就到这兄妹家去说这件事。

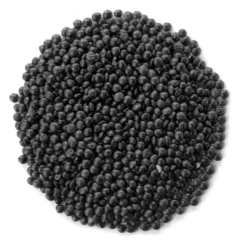

哥哥知道是妹妹从中捣鬼，就说了她一顿。妹妹又羞又恼，哭了起来。正巧此时他们的舅舅来了，他以为是哥哥在欺负妹妹，不问青红皂白，上去就打了哥哥一巴掌。妹妹见舅舅偏向自己，更来劲了，赌咒说："瞎老婆子胡说八道。我要是欺负瞎老婆，就变成个鸡蛋。"说完她跑进了屋里。舅舅也气呼呼地说："要是我打你不对，立即变成个黑豆豆。"谁知他的话音刚落，身子一闪，变成了一粒黑豆。哥哥慌了，忙跑进屋里一看，哪里还有妹妹，妹妹的床上有一个鸡蛋在滚动。他明白，这鸡蛋是妹妹变的，他不忍抛弃，就让妻子把这鸡蛋放在炕头上，二十多天后，孵出了一只小鸡。这只小鸡长大了什么食物都吃，可就是不吃黑豆，因为黑豆是她舅舅变的。

绿豆

lù dòu

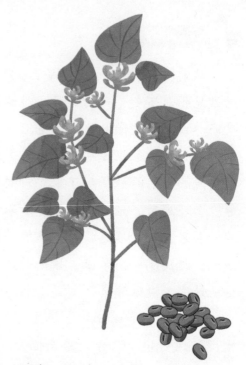

分类 菽豆类。

入药部位 豆体，豆芽，豆荚，豆皮，豆叶，豆花。

性味 味甘，性寒，无毒。

效用 清热益气，解酒解毒。

时珍说 绿豆肉性平、皮性寒，能解金石、砒霜、草木一切毒，适宜连同豆皮生研后和水服下。

附方

长期血痢：用绿豆荚蒸来吃，效果很好。

呕吐下泄：用绿豆叶绞出汁和少许醋，温热时服。

解砒毒：将绿豆粉、寒水石等分，加蓝根汁调服三至五钱。

暑天痱疮：用绿豆粉二两、滑石一两，调匀后扑在患处。药中也可以加二两蛤粉。

小儿丹肿：将五钱绿豆、二钱大黄，共同研成粉末，加生薄荷汁和蜜，调匀敷涂患处。

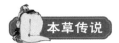

本草传说

从前，张家寨有个张老汉，是一个正直好心的人。张老汉夫妻俩中年得子，因为是第六胎了，就取名为张六。张六满15岁那年，夏天烈日暴晒，暑气逼人，人们热得活不下去。一天夜里，张老汉老两口突然腹胀肚痛得厉害。张六急坏了，想找乡亲们想想办法。不料，家家都有人得了这种病，怎么办呢？村里的老人告诉他：青凉山有一种草药能治这种病，但那里山高水险，一路上妖魔当道，历来去过的人，都是一去不复返。张六听了，不顾父母阻拦，挎上一把腰刀，上路出发了。张六不停地走，爬了九十九座山，过了九十九条河，与野兽搏斗了九十九次，整整走了九十九天，第一百天，终于到了青凉山。他看见一株奇异的小草，他想这也许就是医治中暑的药。于是，他把这株草采下，放在嘴里尝了一下。不料，顿时全身乏力，皮肤发紫，他知道自己中毒了，心想："还没有找到能治中暑病的药，怎么办？就让我变成这种药吧……"

乡亲们一直不见张六回来，都很着急。几个年轻人一商量，去找张六了。他们爬上青凉山，发现张六全身发黑，仰卧在山坡上。青年们悲痛不已，只见张六的尸体旁长了一种植物，叶子像豆子的叶，生出长长的黑色荚子，剥开荚子，里面躺着七八粒圆圆的青皮种子。他们没有见过这种东西，因为肚子饿极了，便剥开壳取出种子吃了下去，顿时觉得满口清香，浑身凉爽，连疲劳和饥饿也消失了。他们安葬了张六的尸体，把这种植物带回家乡，给大家治好了病。乡亲们为了纪念张六，就给这种植物取了个名字叫"六豆"，并大量种植。因这种豆是绿色，字音又和"六"相近，后来就叫"绿豆"，一直传到今天。

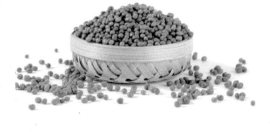

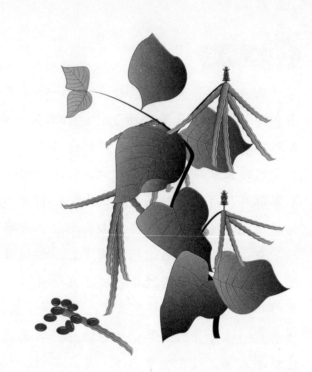

赤小豆

chì xiǎo dòu

别名 赤豆、红豆。

分类 菽豆类。

入药部位 豆体，豆芽，豆叶。

性味 味甘、酸，性平，无毒。

效用 消热毒，散恶血，除烦满，可通气，健脾胃。

时珍说 此豆以紧小而色赤黯的入药用，稍大而鲜红、淡红色的，都不能治病。

附方

漏胎（妊娠之后，以阴道不时少量出血，淋漓不断，而无腰酸腹痛为主要表现的疾病）和房事伤胎：用赤小豆芽为末，温酒服方寸匕，每日三次。

水气肿胀：将半升赤豆、一颗大蒜、五钱生姜、一条商陆根一起研碎，加水煮烂，空腹吃下赤豆，慢慢将药汁喝完，水肿现象很快就会消失。

小儿鹅口疮：赤豆末和醋涂于患处。

小儿遗尿： 赤豆叶捣汁服下。

火热郁积便血： 将赤豆末和水调和后服方寸匕。

痔疮出血： 取二升赤豆，五升苦酒，煮熟后在太阳下晒到酒干为止，研成末，和酒服一钱，每日三次。

舌上出血： 将一升赤豆捣碎，和三升水，绞出汁服下。

本草传说

有古书上记载，共工氏有个不孝顺的儿子，在冬至日那天死了，死后化成了疫鬼，经常出没于江水流域，栖居在有人住的地方，喜欢惊吓幼儿，同时传染瘟疫，给人们带来灾难。但疫鬼有一样最怕的东西，就是赤小豆。所以民间经常撒赤小豆来驱鬼。直到今天，在日本、朝鲜等国还保留有这种风俗。

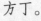

本草美食小当家

赤小豆山药粥

食材准备： 赤小豆 50 克，山药 200 克，大米 50 克。

方法步骤： 1.将赤小豆先用水浸泡，山药去皮洗净，切成小方丁。

2.大米去沙洗净。

3.在锅里放适量水，置旺火上，将赤小豆放入锅中煮软烂，再放大米，最后加入山药丁继续煮至山药熟烂即可。

菜部

李时珍曰："凡草木之可茹者谓之菜。……食医有方，菜之于人，补非小也。但五气之良毒各不同，五味之所入有偏胜，民生日用而不知。乃搜可茹之草，凡一百五种为菜部。分为五类：曰荤辛，曰柔滑，曰蓏（luǒ），曰水，曰芝栭（ér）。"

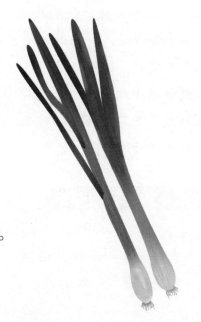

葱

cōng

别名 芤、菜伯、和事草、鹿胎。

分类 薰辛类。

入药部位 全株。

性味 味辛，性平，无毒。

效用 发汗解表，散寒通阳，解毒散凝。

时珍说 葱为佛家五荤之一。生时辛散，熟后甘温，外实中空，为肺之菜，肺病的人适宜吃。

附方

感冒风寒：将一把葱白、半合淡豆豉，一起泡汤服用，取汗。

伤寒头痛：水煮半斤连须葱白、二两生姜，温服。

风湿身痛：将生葱捣烂，加入几滴香油，放入水中煎煮，调入芎劳、郁金末各一钱服用。引吐为好。

突然心痛，牙关紧闭：将五根老葱白的皮须去掉，捣成膏后，用汤匙送入喉中，再灌入四两麻油，只要能把药吞下，病就会慢慢痊愈。

肿毒尿闭，小便不通：切葱，加入麻油，煎至黑色，将去掉葱的油拿来涂肿处。

阴囊肿痛：将葱白与乳香一起捣烂后涂于患处，马上就能止痛消肿。

小便溺血：将一把葱白、一两郁金，加入一升水煎至二合，温服。一天三次。

本草传说

古时有一位员外身患隐疾，小便不通，只有点滴淌下，同时腹胀如鼓，难受异常。家人请了无数大夫，开了各种药方，但是不论什么药，喝下去都会很快吐出来。家人忧心不已，但也不知道如何是好，不得已连棺材都备好了。

有一天，有拨浪鼓的声音从门外传来，一名江湖郎中途经此地。家人抱着试一试的心态请郎中帮忙给员外瞧瞧病。郎中经过望闻问切四诊之后，说了一句：拿葱来。家里人心中疑惑，但还是拿来一把洗净的葱。郎中于是拿着葱叶为员外治疗，没想到，久已不通的尿此时居然顺着葱叶流了出来。

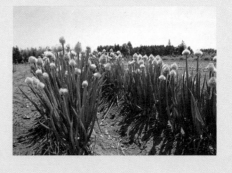

郎中又给员外开了几服药，员外吃过药之后，病居然痊愈了。于是游方郎中得到了重金酬谢。虽然这只是一个传说，但是足以看出葱的重要价值。

蒜

suàn

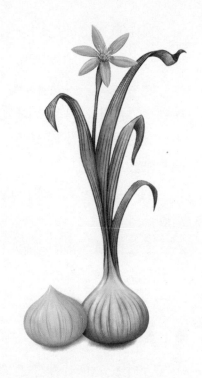

别名 小蒜、茆蒜、荤菜。

分类 薰辛类。

入药部位 鳞茎。

性味 味辛，性温，有小毒。

效用 益脾肾,止霍乱吐泻,解腹中不安,消积食,温中调胃,下气,治各种虫毒。

时珍说 中原地区当初只有这种蒜，后来因为汉人从西域带回胡蒜，于是称原来的蒜为小蒜，以示区别。

附方

干霍乱（不得吐泻）：将一升小蒜，加入三升水中，煮取一升，一次服下。

长年心痛：用小蒜煮成浓汁，不要蘸盐，吃饱有效。

疟疾：将随意量的小蒜研为泥，加少许黄丹，做成如芡子大的丸子。每次用新汲水送服一丸。

恶核肿结：将小蒜、吴茱萸等分，捣烂后敷在患处。

小儿白秃（头上团团白色）：将蒜切细后每日用来搽患处。

蛇蝎螫人：内服小蒜捣出的汁，外敷蒜渣于伤处。

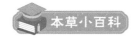

本草·小百科

大蒜与小蒜

蒜在我国历史上有大蒜、小蒜之分。李时珍在《本草纲目》中对此做了全面的补正。

首先，明确了大蒜、小蒜的鳞茎以及品种特性的区别："家蒜有二种。根茎俱小而瓣少，辣甚者，蒜也，小蒜也；根茎俱大而瓣多，辛而带甘者，葫也，大蒜也。"

其次，对两种蒜的栽种历史也做了详细的阐述，"小蒜之种，自蒚移载，从古自有"，"大蒜之种，自胡地移来，至汉始有"。其中，"蒚"是野生于山地的蒜之古称，这说明小蒜是原产于我国的蒜。至于大蒜，"张骞使西域，始得大蒜、胡荽"，是从我国西北边陲甚至更远的地方引进的。

后来，可能大蒜瓣味辛甘的特性优于原产于我国的小蒜，因而发展比较迅速，逐渐取代了小蒜，以致今日多数人只知大蒜而不知小蒜。

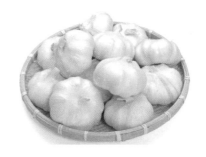

生姜

shēng jiāng

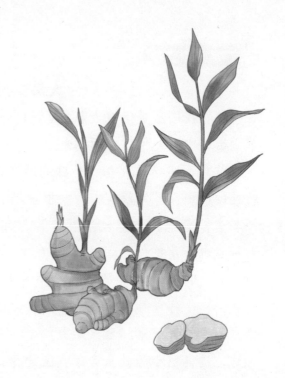

分类 薰辛类。

入药部位 根茎、皮、叶。

性味 味辛，性微温，无毒。

效用 发汗解表，治嗽温中，治胀满、霍乱不止、腹痛、冷痢、血闭。

时珍说 长期吃姜，易积热伤眼。凡是有痔疮的人多吃姜和酒，立刻就会发。患痈疮的人多吃姜，会长恶肉。

附方

胃虚风热：取姜汁半杯，生地黄汁少许，加蜜一匙、水三合，调匀服。

寒热痰嗽：初起时烧姜一块含咽。

干呕：频嚼生姜即可。

湿热发黄：用生姜随时擦身，加茵陈蒿擦，效果更好。

中各种药毒：饮生姜汁可解。

手足闪扭：取生姜、葱白捣烂，和面炒热外敷。

两耳冻疮：用生姜自然汁熬膏涂搽。

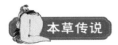

本草传说

相传，"生姜"是神农氏发现并命名的。一次，神农氏在山上采药，误食了一种毒蘑菇，肚子疼得像刀割一样，晕倒在一棵树下。等他苏醒过来时，发现自己躺倒的地方有一丛尖叶子青草，香气浓浓的。原来是它的气味使自己苏醒过来的。神农氏拔了一株，拿出它的块根放在嘴里嚼，口感又香又辣又清凉。过了一会儿，身体全好了。他想这种草能够起死回生，要给它取个好名字。因为神农姓姜，就把这尖叶草取名"生姜"，意思是使他起死回生。

与时俱进的本草

药理研究证明，生姜含有一种被称为"姜辣素"的成分，它可促使心跳加快、血管扩张、血流加速、皮温增高、汗液分泌，从而增强了人体的抗病能力。姜辣素又能刺激消化道中的神经末梢，引起胃肠蠕动增强、消化液分泌旺盛、小肠吸收能力提高，从而具有健胃、止呕的作用。

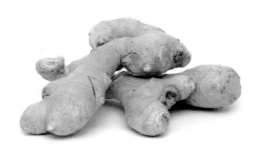

百合

bǎi hé

别名 强瞿、蒜脑薯。

分类 柔滑类。

入药部位 肉质鳞叶。

性味 味甘，性平，无毒。

效用 温肺止嗽，补中益气，清心安神。

时珍说 百合只有一茎向上，叶向四方伸展，像短竹叶，而不像柳叶。五六月时，茎端开出大白花，花有六瓣，每瓣有五寸长，红蕊向四周垂下，颜色不红。百合结的果实有些像马兜铃，果实里的子也像马兜铃子。百合根上的瓣可拿来像种蒜一样栽种。深山中的百合，则是由旧年的根年年发芽生成，未必如传说所言是由蚯蚓化成。况且，蚯蚓多的地方，不见得都有百合，这种说法恐怕是谬传。

附方

肺脏热，烦闷咳嗽： 用新百合四两，加蜜蒸软，时时含一片，吞下口水。

肺病吐血： 将新百合捣汁，用水送服，煮百合吃也可以。

疮肿不穿： 将野百合同盐捣泥敷涂。

天疱疮（皮肤起燎浆水疱，小如芡实，大如杏核，皮破流津，缠绵不愈）：用生百合捣涂，两天就能抑制病情。或将百合花晒干后研成粉末，调菜油涂搽，也能见效。

肠风便血：将百合子用酒炒至微红，研成粉末后用开水冲服。

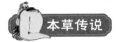

本草传说

相传，曾经有一伙海盗打劫一艘大客船，他们占领了大船，把船上的人赶到了一个孤岛上。面对茫茫无际的大海，既没有船只来救援，又没法给亲人送信，人们只能等待着，并采点野果，在岸边

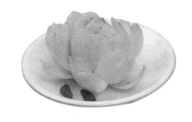

捕点鱼虾来充饥。有一次，他们挖来一种草根，圆圆的，像大蒜一样，根块肉厚肥实，便把它洗干净，放到器皿里煮熟，一尝，还有点香甜味，大家随即饱饱地吃了一顿。此后，他们就一直采挖这种草根来充饥。

一天，有只船来到孤岛，人们异常高兴，他们把被海盗打劫的经历对船上的采药人讲了一遍。采药人甚表同情，并惊奇地问道："岛上没有粮食，这么长的时间，你们吃什么呢？"领头的人说："开始我们吃野果，后来又挖一种草根，又甜又香，能当饭吃，我们就是靠它熬过来的。"采药人见大家都脸颊红润，身体壮实，便断定这是一种有营养的药草，于是，挖了些这种草根带回去种植。因考虑到落难的人正好是一百人，此药是他们百人合力共同发现的，所以，采药人就给它起了个名字叫"百合"。

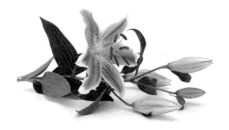

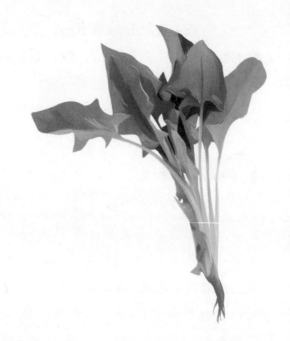

菠菜

bō cài

别名 菠薐、波斯草、赤根菜。

分类 柔滑类。

入药部位 带根全草、籽。

性味 味甘，性冷、滑，无毒。

效用 补血止血，利五脏，通血脉，止渴润肠，滋阴平肝，助消化。

时珍说 按《唐会要》所载，唐太宗时期，尼波罗国献波棱菜，像红蓝，实如蒺藜，火煮后可食用。方士隐名为波斯草。

本草传说

　　相传，在大海的北岸，有一个国家，这里有个美丽的渔村，村里的人世代捕鱼捉虾，过着安宁的生活。可是有一天，海上来了一个兴风作浪的恶怪，人们只好躲到深山里避难。有一个叫百丽儿的姑娘偷偷跑回来，想把家里的蔬菜种子带到山上，却被恶怪一阵狂风卷到了一艘大船里。大船在大海里漂了三天三夜，来到了东方的华夏古国。百丽儿被一个打鱼的小伙子大龙救了下来。两个人互生情愫，结为夫妻。百丽儿发现当地渔民的食物只有海产品，便把从家乡带来的蔬菜种子分发给大家，于是渔村里都种植上了这种异地蔬菜。

有一天，渔民们正在海里打鱼，突然间狂风大作，恶怪追来了！大龙和百丽儿决心降住恶怪，保卫渔村。大龙舞动柴刀与恶怪搏斗，百丽儿也举起尖刀跳入水中助战。恶怪最终被二人杀死，但百丽儿也受了重伤。百丽儿临终前告诉大家，她来自遥远的大海另一边的一个国家，那个国家叫作波斯。她叮嘱人们把她埋在渔村海岸边的园子里，坟头朝向她的国家，这样她的灵魂就能飞回故乡。

人们为了纪念这位为民除害的勇敢的波斯姑娘，就把她带来的那种蔬菜叫作波斯草，后来为了叫着方便，就简称为菠菜。之后这种菠菜越来越多，逐渐成为华夏人餐桌上的一道常见蔬菜。

★ 本草美食小当家

果仁菠菜

食材准备：菠菜200克，花生仁50克，陈醋1汤匙，白糖、香油、盐各适量。

方法步骤：1. 锅中放油、花生仁，大火炸至花生仁变脆。

2. 将菠菜焯烫至变色，捞出沥干，切段。

3. 将菠菜、花生仁放入容器中；将陈醋、白糖、香油、盐调成汁，淋入容器中，搅拌均匀即可。

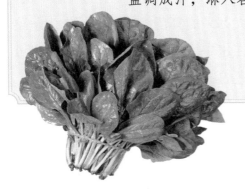

马齿苋

mǎ chǐ xiàn

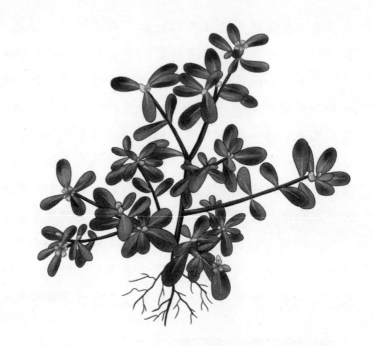

别名 马苋、五行草、五方草、长命菜、九头狮子草。

分类 柔滑类。

入药部位 全草。

性味 味酸，性寒，无毒。

效用 清热利湿，解毒消肿，利尿。

时珍说 马齿苋在田园野外到处都有生长。它的茎柔软并且铺在地上，叶子很小并且对称性地生长。六七月开小花，结小的尖形果实，果实中有葶苈状的马齿苋子。人们大都采摘其苗煮熟晒干后作为蔬菜食用。还有一种叫水马齿的，生长在水中，形状和马齿苋相似，也可以洗干净后生吃，做法在王西楼所做的《野菜谱》中可以找到。

附方

脚气水肿，心腹胀满，小便涩少：将马齿苋和少量粳米、酱汁一起煮来吃。

产后虚汗：服三合马齿苋研汁。如果没有新鲜的，用干马齿苋煮汁也可。

肛门肿痛：将马齿苋叶、三叶酸草等分后煎汤熏洗。一天两次，有效。

风齿肿痛：嚼一把马齿苋，将汁浸在患处，肿即消退。

耳内外恶疮：将半两黄柏、一两干马齿苋，共研成粉末敷涂。

小儿脐疮：将马齿苋烧过后研末敷涂。

疔疮肿毒：将马齿苋二分、石灰三分，共研成粉末，加鸡蛋白调匀敷涂。

积年恶疮：将马齿苋捣烂后封在疮上，或取汁煎浓敷涂。

本草传说

马齿苋在民间，又被人称为"太阳草"，因为无论天气如何炎热、干旱，它都长得绿莹莹的，就像晒不死一样，生命力特别顽强。传说，马齿苋之所以不怕太阳晒，是因为它对太阳有救命之恩。

故事要从后羿射日说起。传说很早以前，天上有 10 个太阳。暴晒之下，大地龟裂，草木皆枯。这时，一个叫后羿的勇士，为了解救大家，凭借自己高超的箭术，先后射落了 9 个太阳。等到射第 10 个太阳的时候，却怎么也找不到。原来，第 10 个太阳见自己的兄弟们一个个都被射死了，所以早早便躲了起来。那它躲到哪里了呢？太阳在逃跑的过程中见马齿苋长得郁郁葱葱，便藏在了它的叶子下面，后羿没有找到，最终逃过了追杀。事后，后羿发现如果天地没有太阳就会遁入黑暗，这也是不行的，他便也不再继续搜寻着射杀第 10 个太阳。

就这样太阳重新回到了天上，它为了报答当初马齿苋的救命之恩，许诺今后无论阳光如何毒辣，马齿苋都不会被晒死。因此，后来人们形容马齿苋是"晒不死的马齿苋"。

蒲公英

pú gōng yīng

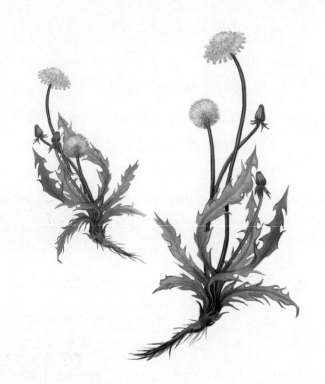

别名 耩耨草、金簪草、黄花地丁。

分类 柔滑类。

入药部位 全草带根。

性味 味甘，性平，无毒。

效用 清热解毒，消肿散结。

时珍说 蒲公英四散而生，茎、叶、花、絮都像苦苣，但较苦苣小些。嫩苗可以食用。二月采花，三月采根。

附方

乳痈红肿：蒲公英一两，忍冬藤二两，同捣烂，加水两碗，煎成一碗，饭前服。

疳疮疔毒：取蒲公英捣烂外敷，同时另取蒲公英捣汁和酒煎服，取汗。

本草传说

相传，西周时期，有个 16 岁的姑娘患了乳痈。她母亲从未听说过没结婚的姑娘会患乳痈，以为女儿做了什么见不得人的事。姑娘满心委屈，到江边投江自尽。恰巧此时有一条渔船经过，船上有个姓蒲的老渔夫和他的女儿把姑娘救起。问清了姑娘投河的原因后，老渔夫说不用担心，他知道深山里有一种药可治疗姑娘的病。第二天，老渔夫果真从山上挖回一种有锯齿长叶、长着白绒球的野草，熬成药汤，给姑娘喝了。不久，姑娘的病就好了。

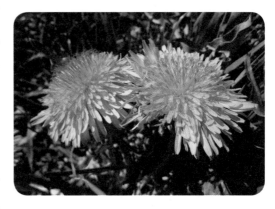

听说姑娘投江自尽，姑娘父母这才知道冤枉了女儿，又悔又急，忙派人到处寻找，一直找到渔船上。老渔夫让姑娘把剩下的药草带着，嘱咐她如再犯病时煎水喝。姑娘拜别老渔夫父女，回家去了。后来姑娘叫人把药草栽到花园，因为老渔夫姓蒲，其女儿叫英子，她便给这种药取名叫"蒲公英"，以此纪念渔家父女。从此，蒲公英治乳痈的事情就传开了。

与时俱进的本草

药理研究表明，蒲公英植物体中含有蒲公英醇、蒲公英素、胆碱、有机酸、菊糖等多种成分，有利尿、缓泻、退黄疸、利胆等功效；同时含有蛋白质、脂肪、糖类、微量元素及维生素等，有丰富的营养价值。蒲公英可生吃、炒食、做汤，是药食兼用的植物。

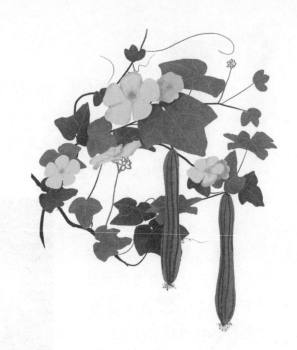

丝瓜

sī guā

别名 天丝瓜、天罗、布瓜、蛮瓜。

分类 蓏菜类。

入药部位 瓜、子、叶、藤根。

性味 （瓜）味甘，性平，无毒。

效用

老丝瓜： 通脉络脏腑，祛风解毒，消肿化痰，去痛杀虫。

子： 丝瓜子苦的，性寒有毒。主四肢水肿，消肿下水。令人呕吐。甜丝瓜子，无毒。能除烦止渴，治心热，利尿，调心肺。

叶： 可治癣疮和毒疮疔肿。

藤根： 治虫牙和鼻塞脓浊滴出，杀虫解毒。

时珍说 唐宋以前没有听说过，现在南北各地都有栽种，已经成为日常的蔬菜。丝瓜嫩时去皮，可烹饪可晒干，做菜或冲茶都很好。老丝瓜大如舂米棒，瓜内经络缠绕如织成的一样，经霜后就枯萎了，只能用来揩擦鞋垫，或用来洗锅等，所以乡村人家称它为洗锅罗瓜。丝瓜的花苞、嫩叶和卷须，都可食用。

附方

风热腮肿：将丝瓜烧存性①，研成粉末，水调涂搽。

痘疮不快：用老丝瓜近蒂三寸，连皮烧存性，研成粉末，用砂糖水送服。

手足冻疮：将老丝瓜烧存性，调腊猪油涂搽。

乳汁不通：将丝瓜连子烧存性，研成粉末，用酒送服一二钱，盖上厚被，发一些汗即通。

风气牙痛：用生丝瓜一个，擦上盐后烧存性，研成粉末频频擦牙，涎尽即愈。如腮肿，可用末调水敷贴。如果是蛀牙，此方无效。

本草传说

相传，有个姑娘很喜欢吃丝瓜，在丝瓜成熟的季节，她每天都要吃丝瓜做的菜。后来，姑娘嫁人怀孕了，依然经常吃丝瓜，吃了一段时间后，就不停拉肚子。大夫说丝瓜属于"凉"性之物，是丝瓜吃得太多了，这才导致拉肚子。为了自己的身体，姑娘遏制住了对丝瓜的狂热之情。不久，姑娘生下了孩子，但乳汁很少，看了很多大夫，效果都不理想。

最后，一个老大夫了解到她对丝瓜的特别爱好之后，就让她吃些丝瓜看看。可是，当时已经过了季节，没有新鲜的丝瓜，只有丝瓜络。家里人只好把一些丝瓜络熬汤给姑娘喝，虽然没有新鲜丝瓜的汤好喝，但对于特别爱好丝瓜的她来说，有些许丝瓜的味道，总比没有好。这样吃了半个月，她的奶水居然渐渐增多。丝瓜络可治疗产后乳汁不通，也广为流传。

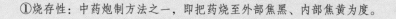

---

①烧存性：中药炮制方法之一，即把药烧至外部焦黑、内部焦黄为度。

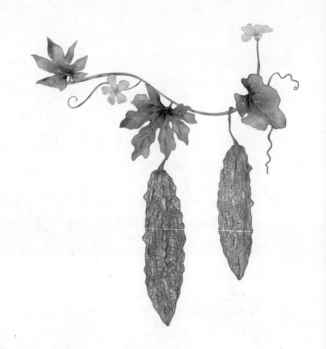

苦瓜

kǔ guā

别名 锦荔枝、癞葡萄。

分类 蓏菜类。

入药部位 瓜、子。

性味 瓜：味苦，性寒，无毒。

子：味苦、甘，无毒。

效用 瓜：除邪热，解劳乏，清心明目。

子：益气壮阳。

时珍说 苦瓜原出自南番，现在闽、广都有种植。它在五月下种，生苗引蔓，茎叶卷须，都像葡萄但小些。七八月开黄色的小花，花有五瓣如碗形。它结的瓜，长的有四五寸，短的只有二三寸，青色，皮上有细齿如癞，也像荔枝皮的样子。瓜熟时为黄色而自己裂开，里面有红瓤裹子，瓤味甘美可食，其子形扁如瓜子。南方人将青苦瓜去瓤后煮肉及用盐、酱做成菜食用，苦涩有青气。

附方

火烫伤：瓜瓤捣烂涂敷。

阳痿：瓜子二钱，烧酒送服，一日两到三次。

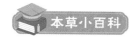
本草小百科

苦瓜为什么苦？

苦瓜为什么苦呢？过去人们一直认为这是苦瓜富含多种氨基酸、半乳糖、酸、多种维生素、果胶、矿物质和苦瓜甙的缘故。不久前，科学家从苦瓜中提炼出奎宁，才真正找到苦瓜的苦味之源。奎宁，又名金鸡纳霜，是一种古老的王牌抗疟药物，其味极苦，人的味觉一接触奎宁，就会感觉到苦味。苦瓜之苦即来源于此。

另外，苦瓜有一种"不传己苦与他物"的特点，就是与任何菜如鱼、肉等同炒同煮，绝不会把苦味传给对方，所以有人说苦瓜"有君子之德，有君子之功"，誉之为"君子菜"。

本草美食小当家

苦瓜炒蛋

食材准备：苦瓜300克，鸡蛋2个，橄榄油1汤匙，盐5克，大蒜3克。

方法步骤：1.苦瓜切段，用勺子挖空心，再切成薄片，放盐用手抓几下，再用清水洗两三遍。

2.蒜切碎；鸡蛋打散。

3.锅中放橄榄油烧热，倒入鸡蛋液，用筷子划开，待鸡蛋炒好凝固，盛出备用。

4.原锅倒入蒜蓉炒香，放入苦瓜片，大火翻炒两分钟，加鸡蛋、盐，再炒几下即可起锅。

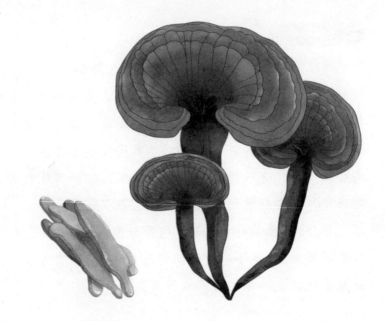

灵芝

líng zhī

别名 石耳。

分类 芝栭类。

入药部位 包含菌盖、菌柄的子实体。

性味 味甘，性平，无毒。

效用 长期吃益人气色，到老时，容颜依旧。令人不饥，大小便少，明目益精。

时珍说 庐山也有很多。它的形状像地耳。山僧将它采来晒干后，馈赠给远方的客人。把石耳洗去沙土，拿来吃，比木耳更美味，是珍稀佳肴。

附方

泻血脱肛：用炒石耳五两、白枯矾一两、密陀僧半两，共研成粉末，加蒸饼做成如梧桐子大的丸子。每次用米汤送服二十丸。

灵乌二仁膏：灵芝、何首乌各一斤，薏苡仁、核桃仁各半斤。先将前三味反复煎煮，去渣浓缩，加蜜收膏，再将核桃仁研末兑入。每次一汤匙，每日两次，早晚空腹服用。

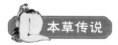

本草传说

在我国古代传说中，有三座神山，分别是蓬莱、瀛洲、方丈。这三座神山上住着长生不老的神仙。神仙之所以长生不老，是因为这三座神山上遍地都是灵芝，他们每日以灵芝为食。

秦朝时候，有个读书人叫郭淮，他精通医术，常为周围的穷苦老百姓看病，非常受人尊敬，但在秦始皇的焚书坑儒中被杀害了。玉皇大帝不满秦始皇暴政，怜悯郭淮的仁义，于是派一只神鸟从神山衔来灵芝救活了郭淮。

秦始皇听说这件事之后，就派徐福带领三千童男童女，乘着大船浩浩荡荡远航神山寻找仙药，结果神山没找到，更不用提仙草了。这些人害怕回来后被秦始皇杀害，就留在了日本，直到现在在日本还能看到徐福登陆的遗址。

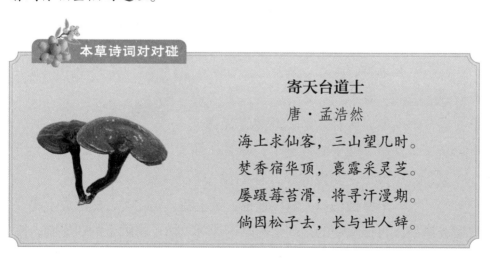

本草诗词对对碰

寄天台道士

唐·孟浩然

海上求仙客，三山望几时。
焚香宿华顶，裛露采灵芝。
屡蹑莓苔滑，将寻汗漫期。
倘因松子去，长与世人辞。

果部

李时珍曰："木实曰果，草实曰蓏。熟则可食，干则可脯。丰俭可以济时，疾苦可以备药。辅助粒食，以养民生。……则果蓏之土产常异，性味良毒，岂可纵嗜欲而不知物理乎？于是集草木之实号为果蓏者为果部，凡一百二十七种。分为六类：曰五果，曰山，曰夷，曰味，曰蓏，曰水。"

枣

zǎo

分类 五果类。

入药部位 果实。

性味 生枣：味甘、辛，性热，无毒。

大枣（晒干的大枣）：味甘，性平，无毒。

效用 （大枣）养胃健脾，补中益气。

时珍说 干枣做法：先清扫地面，铺上菰、箬之类，然后放上枣，日晒夜露后，再拣除烂的，剩余的晒干即可。切了再晒干的叫枣脯，煮熟后榨出的汁叫枣膏。蒸熟的叫胶枣，加糖、蜜拌蒸则更甜。加麻油叶同蒸，则色更润泽。胶枣捣烂晒干后则成枣油。具体做法：选红软的干枣放入锅中，加水至刚好淹平，煮沸后捞出，在砂盆中研细，用棉布包住绞取汁，涂在盘上晒干，其形如油，刮磨成末后收取。每次用一匙放入汤碗中即成美浆，酸甜味足，用来和米粉，最能止饥渴，益脾胃。

[附方]

调和胃气：用干枣去核，缓火烤燥，研为末，加少量生姜末，开水送服。

伤寒病后，口干咽痛，喜睡：用大枣二十枚、乌梅十枚，捣烂，加蜜做成丸，口含咽汁，甚效。

烦闷不眠：用大枣十四枚、葱白七根，加水三升煮成一升，一次服下。

咳嗽气喘：用枣二十枚去核，以酥四两，微火煎，倒入枣肉中渍尽酥，取枣收存。常含一枚，微微咽汁。

本草传说

相传，黄河发大水时，舜派禹前往治理洪水。禹的女儿叫璪（zǎo），13 岁就离开家乡去帮父亲治理河水。一天晚上，她不小心摔倒在河堤上，看见许多宝石，就顺手抓了一块红颜色的，她又累又饿，情不自禁地把宝石放在嘴里，之后又将这颗宝石埋在了河堤上。

后来璪告诉了父亲宝石的事，父女俩来到河堤上，只见埋宝石的地方长出了一棵大树，树上挂满了果子，红红的，和宝石一模一样。璪摘了一颗尝尝，又甜又脆。父女二人赶忙把果子摘下来分给饥民。果子不够分，璪就让父亲先回去，她留下来种树。不到几年，这里就长满了这种结满了宝石般果子的树。

因为这树是璪种出来的，大家就叫它璪树，为了与璪的名字相区别，人们创造了一个"枣"字，这就是"枣"的由来。

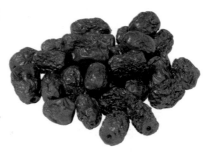

枇杷

pí pa

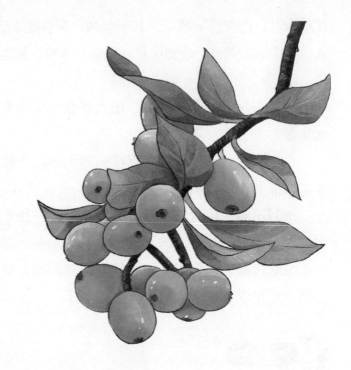

分类 山果类。

入药部位 果实、叶。

性味 果实：味甘、酸，性平，无毒。

叶：味苦，性平，无毒。

效用 果实：止渴，下气，利肺气，止吐逆，退上焦热，润肺。

叶：和胃降气，清热解暑毒。

时珍说 郭义恭《广志》记载：枇杷易种，叶有些像栗叶，冬天开花春天结果。果实簇结有毛，四月熟，大的如鸡蛋，小的如龙眼，白色的最好，黄色的要差一些。无核的叫焦子，出于广州。

附方

肺热咳嗽： 用枇杷叶、木通、款冬花、紫菀、杏仁、桑白皮各等分，大黄减半，共研为末，加蜜做成如樱桃大的丸子。饭后和睡前各含化一丸，很见效。

反胃呕哕： 用去毛、炙过的枇杷叶、丁香各一两，人参二两，研为末。每次取三钱，加水一碗、姜三片，煎服。

本草传说

　　从前，有个人给县令送去一筐枇杷，附了一封短信，写道："敬赠琵琶一筐……"当时县令正与几位朋友闲聊，他们打开筐子盖一看，看见筐子里装的不是琵琶，而是枇杷。县令觉得好笑，随口吟了两句："枇杷不是此琵琶，只恨当年识字差。"在场的客人中有位才思敏捷的人，立即接着吟道："若是琵琶能结果，满城笛子尽开花。"屋里的人们一听，立即哈哈大笑。

与时俱进的本草

　　枇杷中含有丰富的果胶、胡萝卜素和多种维生素以及钙、磷、铁等多种微量元素，可以提高机体免疫力。枇杷中的有机酸可以加速新陈代谢，增进食欲，帮助消化吸收，止渴解暑。枇杷中含有苦杏仁苷，能润肺止咳，祛痰，治疗咳嗽。

山楂

shān zhā

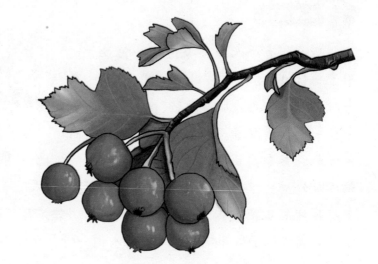

别名 赤爪子、鼠楂、猴楂、朹子、羊梂、棠梂子、山里果。

分类 山果类。

入药部位 果实。

性味 味酸，性冷，无毒。

效用 健胃消食，行气散瘀。

时珍说 凡是脾弱而消化不良、胸腹胀闷的人，在饭后嚼两三枚山楂，非常有益。但不可多服，否则物极必反。《物类相感志》记载，煮老鸡、硬肉时，如加几颗山楂则易煮烂。由此可以看出它有消内积的功效。

附方

食肉不消： 用山楂肉四两，水煮食，并饮其汁。

老人腰痛及腿痛： 用山楂、鹿茸（炙）等分为末，加蜜做成如梧桐子大小的丸子。每服百丸，一天两次。

痘疹出不快： 将干山楂研为末，开水送服，疹即出。

偏坠疝气： 山楂肉、茴香（炒）各一两，同研末，调糊做成梧桐子大的丸子，每次空腹服一百丸，白开水送下。

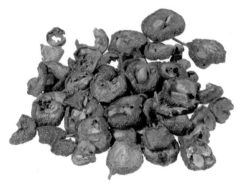

本草传说

有一次，李时珍采药时借住在一户人家，这户人家有个小孩，脸颊发黄肿胀，一副无精打采的样子。李时珍心想，这小孩可能得了"小儿积食"，等采药回来给孩子治治。十来天后，李时珍从山上回来了。他看到那个孩子竟然红光满面，欢蹦乱跳，没有一丝病容了。李时珍忙问孩子的父亲："你给孩子服过什么药，好得这么快？"

孩子的父亲说："我们家太穷了，哪来钱买药呢？"

李时珍十分纳闷，又问孩子："这十来天，你除了在家吃饭，还吃过什么东西？"

小孩摇摇头，没有说话。他把手伸进衣兜里，忽然，好像想起了什么似的："啊，我想起来了。"小孩一面说，一面从衣兜里摸出几个小红果子来，他说："前几天，我到山上玩，看见小树上结着许多这种红果子，摘下一尝，酸甜酸甜的。这几天我天天都上山摘它来吃。"

孩子把果子递给李时珍。李时珍接过果子一看，认出这是十分普通的野果山楂。于是，李时珍在笔记里，把孩子的症状及吃了山楂的变化详细地记了下来。山楂能开胃健脾，从此便被推广开了。

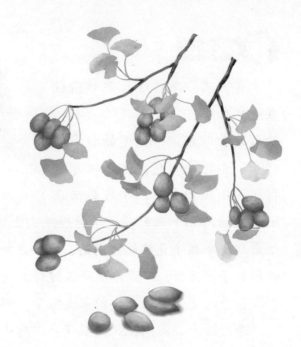

银杏

yín xìng

别名 白果、鸭脚子。

分类 山果类。

入药部位 果仁、果实、叶。

性味 （果仁）味甘、苦、涩，性平，有小毒。

效用 生吃引疳解酒，降痰，消毒杀虫，熟后吃益人，温肺益气，定喘咳，缩小便，止白浊。嚼成浆涂鼻脸和手足，治疱、黑斑、皱裂及疥癣疳阴虱。

时珍说 从前有个饥饿的人，用白果代替饭，吃得很饱，第二天便死去了。《三元延寿书》也记载，吃满一千个白果便会死。小儿尤其不可多吃，多吃立刻会死。

附方

咳嗽失声： 把四两白果仁、二两白茯苓、二两桑白皮、半升炒乌豆、半斤蜜，一起煮熟，晒干碾成粉末，以人乳半碗拌湿，九晒九蒸，做成如黄豆大的药丸，每次用温开水送服三十丸。

小便频繁： 服用白果十四枚，七枚生，七枚煨，速效。

手足皴裂： 用生白果嚼烂，每夜涂搽。

寒嗽痰喘：用白果七个煨熟，以熟艾做成七丸，每果中放入艾丸一颗，纸包再次煨香，去艾吃下。

虫牙：每天饭后嚼一两个生白果，有效。

哮喘痰嗽（咳嗽多痰，色白，或如泡沫）：用白果五个、麻黄二钱半、炙甘草二钱，加水一杯半，煎至八分，睡前服。

赤白带下：把五钱白果、五钱莲子、五钱江米和一钱半胡椒，共研为末，填入去肠的乌骨鸡腹中，用瓦器煮烂，食用乌鸡。

本草传说

传说，很早以前有一位穷人家的姑娘名叫白果，从小死了爹娘，10 岁就给财主放羊，受尽了人间苦难。一日，白果在山坡上拾到了一枚奇异的果核，宝贝似的赏玩了几天，舍不得扔掉，最后把它种在了常去放羊的大刘山的一个山坳里。经过几年的精心照料，这颗神奇的种子长成了一棵大树，每年秋天都会结满黄澄澄的果子。

一天，白姑娘赶着羊群来到了这棵树下，突然接连咳嗽几十声，痰涌咽喉吐不出咽不下，顿时昏迷过去。这时，从大树上飘下来一位美丽的仙女，手里拿着几颗从树上摘下的果子，取出果核，搓成碎末，喂进白姑娘口中，片刻，痰就不涌了。白姑娘睁开眼睛，那仙女朝她笑了一下，就飞上大树不见了。惊异的白姑娘赶紧从地上爬起来，从树上摘下许多果子，带到村里，送给有病的人吃，吃一个，好一个，一棵树结的果子，治好了成千上万的咳喘病人。

就这样，一传十，十传百，传来传去，人们干脆把"白姑娘送的果子"叫白果，那结满白果的大树就叫"白果树"了。从此，白果治咳喘连同白果姑娘的故事就世世代代流传了下来。

橄榄

gǎn lǎn

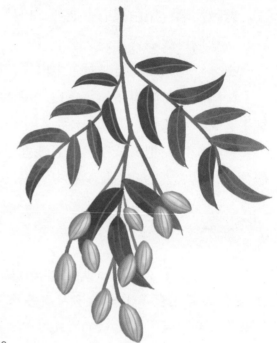

别名 青果、忠果、谏果。

分类 夷果类。

入药部位 果仁、果实。

性味 果实：味酸、甘，性温，无毒。

果仁：味甘，性平，无毒。

效用 可解酒醉，解河豚鱼毒。嚼汁咽下，治鱼骨鲠喉及一切鱼、鳖毒。又有生津止渴的作用，治咽喉痛。

时珍说 橄榄经盐渍后则不苦涩，与栗子同食，味更香。

附方

唇裂生疮： 橄榄炒后研细，用调猪油调涂患处。

唇边燥痛： 取榄仁研烂敷于患处。

中河豚毒： 取橄榄及木煮水服可解。

牙齿脓血： 用橄榄烧研，加麝香少许涂患处。

耳足冻疮： 用橄榄核烧研，调油敷涂。

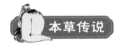

本草传说

俗话说："桃三李四橄榄七。"一般来讲，橄榄须栽培七年才挂果，所以种植橄榄是一件十分耗费精力和时间的事情。相传有一位老中医，医术相当高明。一天，有个叫黄三的人来看病。老中医抬眼看了他一圈，见他身体发胖，面色发虚，就知道他的病根在于懒惰。老中医暗忖，治病要治本，想要彻底治好黄三的病，就必须让他由懒惰变得勤劳。于是，老中医便告诉他："你的病医治起来不难，不过我有个条件。从明天开始，你每日早晨去茶馆饮橄榄茶，然后拾起橄榄核，回家种植于房前屋后，常浇水护苗，待其成林结果，再来找我。"

黄三治病心切，遵嘱照办，回家后一心扑在种植橄榄上，细心护林，也不觉得累。几年过去了，橄榄由苗而树，由树而林，由林而果，黄三终于变得勤快起来了，人也长得壮壮实实。这时黄三再去求见老中医，老中医乐呵呵地说："你看原先你所说的病症，现在还有吗？"黄三恍然大悟，原来老中医让他种植橄榄就是给他治病的过程，不禁叹服老中医的高明。

与时俱进的本草

橄榄油是用榨油机从橄榄中提取的油脂。与其他植物食用油相比，橄榄油所含单不饱和脂肪酸是较为丰富的，高达79%以上，单不饱和脂肪酸最大的优点是不易被氧化，能有效地降低低密度脂蛋白，使脂肪不易在人体血管壁、心脏冠状动脉等部位沉积，从而可以大大减少心血管疾病的发生。

荔枝

lì zhī

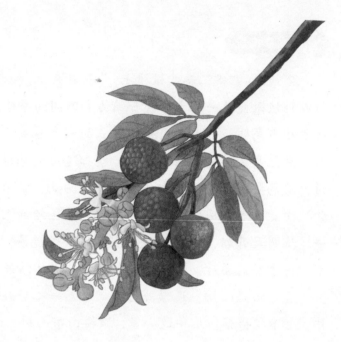

别名 离枝、丹荔。

分类 夷果类。

入药部位 果实、核、壳、花、皮、根。

性味 果实：味甘，性平，无毒。

核：味甘、涩，性温，无毒。

效用

果实：止渴，益人颜色，提神健脑。可治头晕、心胸烦躁不安、背膊不适、淋巴结结核、脓肿和疔疮，发小儿痘疮。

核：可治胃痛，治疝气痛、妇女血气刺痛。

花、皮、根：治喉痹肿痛，用水煮汁，细细含咽。

壳：小儿疮痘出不快，取荔枝壳煎汤服。泡水喝，可解吃荔枝过多的火热。

时珍说 荔枝气味纯阳，新鲜荔枝吃得太多，会导致牙龈肿痛、口痛或鼻出血。故牙齿有病及上火病人忌食。

附方

痘疮不发：用荔枝肉浸酒饮，肉亦吃下。忌生冷。

风牙疼痛： 用荔枝连壳烧存性，研成粉末擦牙即止。

呃逆不止： 用荔枝七个，连皮核烧存性，研为末，开水调服，立止。

脾痛： 将荔枝核为末，每次用醋送服二钱。数服即愈。

疝气： 将炒黑的荔枝核、炒大茴香等分，为末。每次用温酒送服一钱。又方：用荔枝核四十九个、陈皮（连白）九钱、硫黄四钱，共研为末，加盐水调面糊成如绿豆大的丸子。遇痛时空腹用酒服九丸。不过三服即可见效。

本草传说

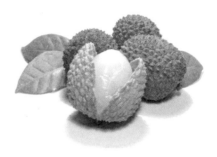

北宋大文豪苏东坡很喜欢吃荔枝，留有"日啖荔枝三百颗，不辞长作岭南人"的佳句。他当年从惠州被贬海南，途经遂溪南北要塞"三十里官路"时，便慕名走进荔枝村，可惜荔枝成熟的季节已过。村里的长老告诉他，"要尝荔枝佳果味，待到来年五月时"。

后来，苏东坡遇赦北归，经过遂溪时正逢五月，他再次踏进荔枝村，这时村里的长老便捧出味道最美的荔枝王——"双袋子"来招待他，他终于如愿以偿。村民为了纪念苏东坡两次踏进荔枝村，便把荔枝村改名为苏二村。

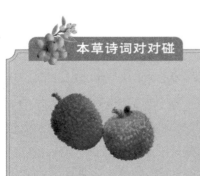

本草诗词对对碰

惠州一绝

宋·苏轼

罗浮山下四时春，卢橘杨梅次第新。

日啖荔枝三百颗，不辞长作岭南人。

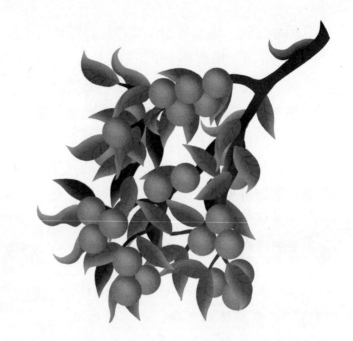

龙眼

lóng yǎn

别名 龙目、圆眼、益智、亚荔枝、荔枝奴、骊珠、燕卵、蜜脾、鲛泪、川弹子。

分类 夷果类。

入药部位 果实。

性味 味甘，性平，无毒。

效用 壮阳益气，补益心脾，养血安神，润肤美容。

时珍说 食品以荔枝为贵，而强身健脑则以龙眼为良。因为荔枝性热，而龙眼性平和。可治思虑过度伤及心脾。龙眼为正圆形。龙眼树性畏寒，白露后才可采摘，可晒焙成龙眼干。

附方

归脾汤，治思虑过度，劳伤心脾，健忘怔忡，虚烦不眠，自汗惊悸：龙眼肉、酸枣仁（炒）、黄芪（炙）、白术（焙）、茯神各一两，木香、人参各半两，炙甘草二钱半，切细。每次取五钱，加姜三片、枣一枚、水两盏，煎成一盏，温服。

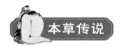 **本草传说**

　　相传哪吒闹海的时候，打死了东海龙王的三太子，还挖了龙眼。这时，正好有个叫海子的穷孩子生病，哪吒便把龙眼给他吃了。海子吃了龙眼之后病好了，长成彪形大汉，活了100多岁。海子死后，在他的坟上长出了一棵树，树上结满了像龙眼一样的果子。人们从来没有见过这种果子，谁也不敢吃。有位勇敢的穷孩子先吃了这种果子，身体也变得越来越强壮。从此人们就把这种果称为"龙眼"。在东海边，家家都种植龙眼树，人人皆食龙眼肉。

本草美食小当家

龙眼百合汤

食材准备：龙眼200克，百合150克，白砂糖20克。

方法步骤：1.把龙眼去壳、核，取出肉。

　　　　　2.将百合剥去老皮，瓣下其鳞片瓣，在清水中浸泡20分钟。

　　　　　3.百合放入开水锅中稍烫片刻，再捞入凉水中。

　　　　　4.把龙眼肉与百合放入汤罐中，加入白糖以及适量的清水，搅匀后上笼蒸20分钟左右即可出笼食用。

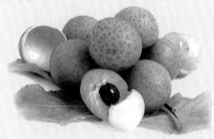

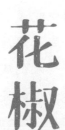
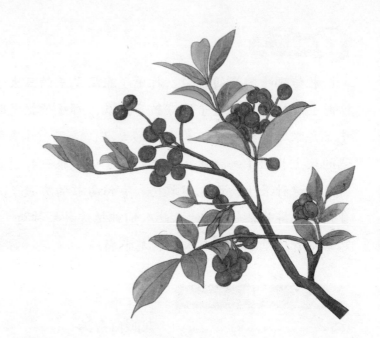

花椒

huā jiāo

别名 大椒、秦椒。

分类 味果类。

入药部位 果实。

性味 味辛，性温，有毒。

效用 温中止痛，除湿止泻，杀虫止痒。

时珍说 秦椒即花椒。最早出产于秦地，现在各地都可以种植，很容易繁衍。它的叶相对而生，尖而有刺。四月开小的花，五月结子，未熟时呈青色，熟后变红色，比川椒大，籽实中的籽粒不如川椒的黑。川椒出产于成都，赤红色的最好；秦椒出产于陇西天水，籽粒小的最好。

附方

饮少尿多：用秦椒、瓜蒂各二分，研为末，每次用水送服一匙。一天三次。

手足心肿：用椒和盐末等分，醋调匀敷肿处。

久患口疮：用秦椒去掉闭口的颗粒，然后水洗，面拌煮为粥，空腹服，以饭压下。重者可多服几次，以愈为度。

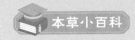

花椒

花椒是芸香科花椒属植物，乔木、灌木或木质藤本，是一种调味香料植物，原产于中国。早在商代，先民们就开始利用花椒资源了。先秦时，花椒被当成一种香物，用以拜神祭祖，同时也象征着美好事物。到了两汉魏晋时期，花椒被当作建筑涂料，制成粉末涂抹于墙壁，椒房殿便由此而来，

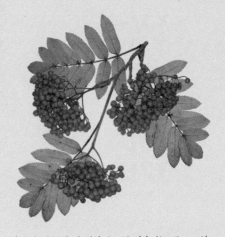

并于此时期开始正式成为一种调味品。在社会需求增加的刺激下，花椒的饮食文化逐渐发展成熟，特别是到了清朝，花椒已成为一种普遍使用的基本调味品。

因花椒具有巨大的经济价值、药用价值以及生态价值，近年来中国花椒的种植面积迅速扩大，已广泛种植于全国20多个省、自治区。主要栽培的是花椒、野花椒、竹叶花椒、刺花椒、川陕花椒和香椒子（青花椒）等品种。

花椒采收后，先集中晾晒半天到一天，然后装在烘筛送入烘房烘烤，装筛厚度3～4厘米。在烘烤开始时，控制烘房温度在50℃～60℃，2～2.5小时后升温到80℃左右，再烘烤8～10小时，

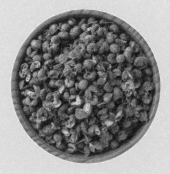

待花椒含水量小于10%时即可。在烘烤过程中要注意排湿和翻筛。开始烘烤时，每隔1小时排湿一次，之后随着花椒含水量的降低，翻筛的间隔时间可以适当延长。花椒烘干后，连同烘筛取出，按标准装袋即为成品。

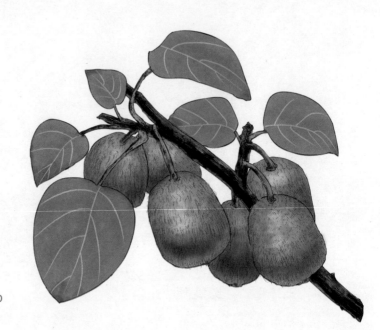

狝猴桃

mí hóu táo

别名 猕猴梨、藤梨、阳桃、木子。

分类 蓏果类。

入药部位 果实、根、枝、叶。

性味 果实：味酸、甘，性寒，无毒。

根：味苦、涩，性凉，有小毒。

效用

果实：能止暴渴，解烦热，主泌尿系统疾病、结石、排尿不畅。可调中下气，治骨关节疾病、瘫痪。

根：清热解毒，祛风利湿，活血消肿。

藤中汁：和生姜汁服后，治反胃。

枝、叶：杀虫。

时珍说 它的外形像梨，色如桃，猕猴爱吃，所以有以上各名。闽人称为阳桃。

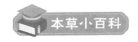

奇异果是不是猕猴桃？

其实，这两种水果本是同一种，都属于猕猴桃科猕猴桃属，是一种落叶藤蔓果树。它们都是猕猴桃，只不过奇异果主要是指新西兰进口的猕猴桃。事实上，猕猴桃早在两千年前就已进入中国人的生活。《诗经》中就有猕猴桃的记载，称为"苌楚"。那么，猕猴桃是如何摇身一变成了新西兰的"奇异果"的呢？这就要从100多年前说起了。

1904年，一个来华度假的女教师，在宜昌品尝猕猴桃后，非常喜爱，于是把它带回新西兰北岛西海岸的汪加努港，随后被栽培在附近的一个城镇的庄园中。新西兰的气候与土壤条件特别适合猕猴桃生长，栽培在那里的猕猴桃于1910年顺利结果。由于猕猴桃的果形很像新西兰的国鸟几维鸟（kiwi），所以新西兰人民也将猕猴桃称为奇异果（kiwi fruit）。这种水果不仅适合西方人的口味，且富含维生素C，故栽培越来越多。2009年前后，新西兰猕猴桃栽培面积为1.13万公顷，商品果年产31.5万吨，其中95%的商品果用于出口。由于新西兰是世界猕猴桃第一出口国，因此，西方人把新西兰人用的商业名称kiwi当作猕猴桃的俗名，在中国则译为奇异果。

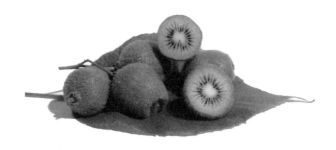

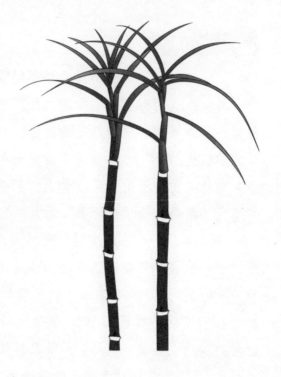

甘蔗

gān zhè

别名 竿蔗、藷。

分类 蓏果类。

入药部位 秆、汁。

性味 味甘、涩，性平，无毒。

效用 清热生津，润燥和中，解毒。

时珍说 蔗都种植在地里，丛生。茎似竹而内充实，长六七尺，粗数寸，根下节密，向上渐疏。八九月收茎，可留过春天，作果品用。王灼《糖霜谱》载，甘蔗有四种颜色：杜蔗（竹蔗），绿嫩薄皮，味极醇厚，专用做霜；西蔗，做霜色浅；蜡蔗（荻蔗）可做砂糖；红蔗（紫蔗），只可生吃，不能做成糖。

附方

发热口干，小便赤涩：取甘蔗去皮，嚼汁咽下。饮浆亦可。

反胃吐食：用甘蔗汁七升、生姜汁一升，和匀，每日细细饮服。

干呕不止：有蔗汁温服半升，每日三次。加姜汁更好。

虚热咳嗽，口干，流鼻涕：用甘蔗汁一升半、青粱米四合，煮粥吃，每日两次。极润心肺。

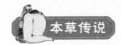

本草传说

相传，秦始皇统一天下时，带领着千军万马浩浩荡荡地征战桂林。南方的气候与北方不同，太阳晒得很。士兵们个个汗流浃背，嘴里干得冒火。有的士兵热得受不了，一边走一边捡野果子和摘野菜吃，有些士兵就中毒死了。

秦始皇带着兵马到了五通这个地方，看到路上长着很多像竹子一样的植物，叶子像剑一样，长长的。开路先锋挥起宝剑，一丛一丛地砍倒了。这些像竹子一样的秆里流出水来，兵士怕有毒，不敢吃。有一个麻子兵看到，就想，与其干死渴死，不如痛痛快快地吃一餐。于是，他拿起一根就嚼。汁水甜得蜜糖一样，他吃了一根又吃一根，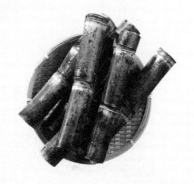

吐出一团团的碎渣。吃罢，他觉得浑身都长了力气，高兴地喊了起来："我吃了比甘露还要好吃的东西！"

旁边的士兵见麻子兵吃了那种东西没事，又听说好吃，于是个个都吃了起来。由于这种东西比甘露还甜，砍倒的时候又发出"渣渣"的声音，士兵们就把它叫作"甘渣"，叫来叫去就成"甘蔗"了。

秦始皇征服了桂林以后，就叫当地人在义江两岸种起甘蔗来，并且每年都要老百姓进贡甘蔗。从此，五通甘蔗就出了名。

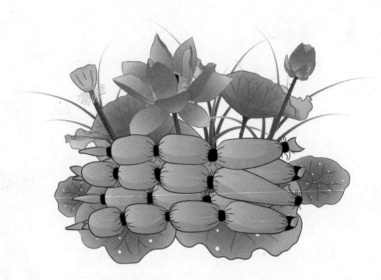

莲藕

lián ǒu

别名 根名藕。实名莲。茎、叶名荷。

分类 水果类。

入药部位 根、果实、叶、花。

性味 （藕）味甘，性平，无毒。

效用 清热生津，凉血散瘀，补脾开胃。

时珍说 莲藕，荆、扬、豫、益各处湖泊塘池皆可生长。用莲子撒种的生长迟，用藕芽栽种的易生长。冬季至春掘藕食用，藕白有孔有丝，大的像肱臂，长六七尺，有五六节。一般野生及开红花的，莲多藕劣；种植及开白花的，莲少藕佳。白花藕大而孔扁的，生食味甘，煮食不美；红花及野藕，生食味涩，蒸煮则味佳。

附方

时气烦渴：生藕汁一盏、生蜜一合，调匀细服。

上焦痰热：藕汁、梨汁各半盏，和匀服下。

小便热淋：生藕汁、生地黄汁、葡萄汁各等分，每服一盏，加蜜温服。

本草传说

南宋隆兴元年，宋高宗隐退让位，孝宗继位。孝宗生活豪奢，山珍海味吃腻，又挖空心思吃湖蟹，每天派几十人下湖捉蟹。这湖蟹虽是美味佳肴，但多食反而为祸。不久，孝宗腹部不适，每日腹泻数次，御医诊为热痢，投药数剂无效。

高宗亲自微服私访，为孝宗寻医找药。这天，高宗打扮成长老来到药市，见一药坊面前摆了一大提鲜藕节，人们争相购买。高宗不解，上前问道："请问药师，大家为什么都买藕节呀？"药师答道："长老不知，如今天下流行冷痢，新采藕节乃治疗冷痢之良药。"高宗听罢，沉思片刻，即令药师随他进入皇宫，药师仔细捺脉叩诊，只见孝宗汗出肢冷，脉细舌白。药师道："陛下过食湖蟹，伤脾胃，久已脾胃阳虚，故成冷痢。服新采藕节汁，数日可康复。"高宗大喜，忙令人取来金杵棒，将藕节捣汁，送孝宗热酒调服，不几日，孝宗康复。

本草美食小当家

莲藕花生汤

材料准备：莲藕150克，水发花生50克。

方法步骤：1.将洗净去皮的莲藕对半切开，再切成薄片，装入盘中，备用。

2.砂锅中注水烧开，放入洗好的花生；盖上盖，用小火煲煮约30分钟。

3.揭盖，倒入切好的莲藕；盖上盖，用小火续煮15分钟至食材熟透即可。

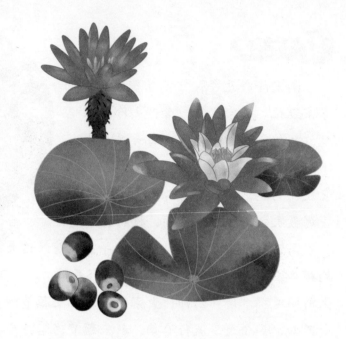

芡实

qiàn shí

别名 鸡头、雁喙、雁头、鸿头、鸡雍、卵菱、水流黄。

分类 水果类。

入药部位 果仁。

性味 味甘、涩，性平，无毒。

效用 补脾止泻，固肾生津，祛湿。

时珍说 芡茎三月生叶贴在水面上，大于荷叶，有皱纹如谷，叶面呈青色而背面呈紫色，茎、叶都有刺。茎长达一丈余，中间也有孔有丝，嫩时剥皮可食。五六月开紫花，花开时面向阳光结苞，苞上有青刺。花在苞顶，也如鸡喙。剥开后有软肉裹子，壳内有白米，形状如鱼目，七八月成熟可收获备食。

附方

尿频及遗精：秋石、白茯苓、芡实、莲子各二两，共同研为末。加蒸枣做成如梧桐子大的丸子。每次空腹用盐汤送服三十丸。

白浊：用芡实粉、白茯苓粉，化黄蜡，和蜜做成如梧桐子大的丸子。每次用盐汤送服百丸。

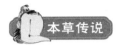

本草传说

寒露时适逢芡实上市，关于芡实的传说，在苏州民间还有一段曹雪芹的故事。

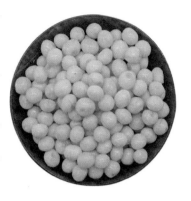

相传，曹雪芹的姑父是苏州城里一家富户，吃穿用度相当讲究。曹雪芹19岁时，曾到姑父家小住。有一天，曹雪芹逛到葑门外的鱼市场，看到有名的苏州乌背鲫鱼活蹦乱跳，转过身来又看到小贩在卖"荡里鸡头"（芡实）。他便想，如果把乌背鲫鱼和芡实配起来烧一道菜，岂不美哉！曹雪芹当即买了两条鲫鱼，又称了新鲜的芡实，回到家里命厨师刮去鱼鳞，从鲫鱼背上开个口子，取出内脏，挖去鱼鳃，然后把芡实一粒一粒塞进鱼腹，上火清炖。炖熟后一尝，鱼肉鲜嫩，芡实香糯，两者的味道融合在一起，别有风味。曹雪芹边吃边想，菜肴既然好吃，总得给它起个名字。他觉得鲫鱼像河蚌，芡实像珍珠，这道菜恰如蚌含珍珠。想到这里，他马上走进书房，挥毫写了"大蚌炖珍珠"五个大字，从此，这道名菜便流传至今。

本草诗词对对碰

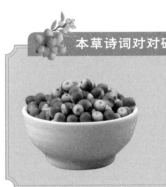

食鸡头

清·查慎行

芡盘每忆家乡味，忽有珠玑入我喉。

绝胜尝新会灵观，鸡头池上剥鸡头。

木部

李时珍曰："木乃植物，五行之一。性有土宜，山谷原隰。肇由气化，爰受形质。乔条苞灌，根叶华实。坚脆美恶，各具太极。色香气味，区辨品类。食备果蔬，材充药器。"

柏

bǎi

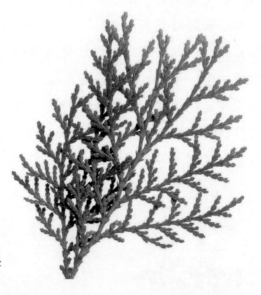

别名 侧柏。

分类 香木类。

入药部位 树脂、树油、果实、枝节、叶、根、树皮。

性味 果实：味苦，性微温，无毒。

叶：味苦，性微温，无毒。

效用 果实：安心神，润肝肾。

叶：轻身益气，使人耐寒暑，祛风湿，止饥。

时珍说 果实先蒸熟，然后再暴晒，用春簸取仁，炒研后便可拿来入药。

附方

平肝润肾，延年壮神：用柏实晒干，去壳，研成粉末。每次用温酒送服二钱，一天三次。

中风：将柏叶一把去枝，葱白一把连根研如泥，加酒一升，煎开多次后温服。

头发不生：将侧柏叶阴干研成粉末，和麻油涂搽。

月经不断：将炙过的侧柏叶、芍药等分，每次取三钱，加水、酒各半煎服。对于未婚妇女，则将侧柏叶、炒至微焦的木贼，等分研成粉末。每次用米汤送服二钱。

本草传说

相传在汉武帝当政时，终南山中有一条便道，为往来客商马帮的必经之路。有一年，传说山中出了个长发黑毛怪，其跳坑跨障，攀山越岭，灵如猿猴，快似羚羊。于是人心惶惶，商贾非结伙成群不敢过山。消息传到县令耳中，县令怀疑是强人剪径而耍的花招，于是便命令猎户围剿怪物。

谁知捕获的怪物竟然是一位中年毛女。据毛女说，她原来是秦王的宫女，秦王被灭后逃入终南山，饥寒交迫，没有吃的。一天偶然遇一白发老翁，教她饿了就吃柏子仁，渴了就喝柏子汁。刚开始时只觉苦涩难咽，日久则满口香甜，舌上生津，以至于不饥不渴，身轻体健，夏不觉热，冬无寒意，活了200多岁仍不见老。黑毛女生吃柏子仁长寿的消息一出，大家都争着吃柏子仁以求长寿。

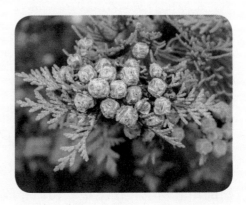

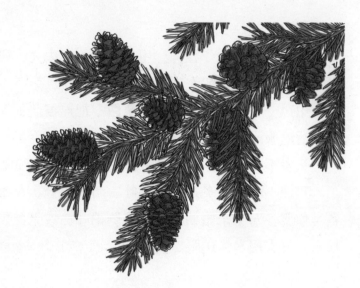

松

sōng

分类 香木类。

入药部位 松脂、松叶、松节（松的茎干上的瘤状节）、松花（也叫松黄）。

性味 松脂：味苦、甘，性温，无毒。

松叶：味苦，性温，无毒。

松节：味苦，性温，无毒。

松花：味甘，性温，无毒。

效用

松脂：治痈疽恶疮、头疮溃疡、白秃及疥瘙虫病，安益五脏，常服能轻身，不老延年。除胃中伏热、咽干、多饮多尿、风痹死肌，其中赤色松脂主治恶痹。煎成膏有止痛排脓的作用，治各种脓血疮瘘烂。塞牙孔，杀虫。还能润心肺，治耳聋，强筋壮骨，利耳目，治白带过多。

松叶：治风湿疮，生毛发，安五脏，不饥延年。

松节：炒焦，治筋骨间病，能燥血中之湿。

松花：润心肺，益气，除风止血，也可以酿酒。

时珍说 松叶松果，服饵所须；松节松心，耐久不朽；松脂则是树的津液精华。在土里不朽烂，流出的脂日子一久就会变成琥珀，可以用来辟谷延年。

附方

关节酸疼: 松脂三十斤, 炼五十遍, 每取三升, 和炼酥三升, 搅稠。每天清晨空腹服一匙。一天服三次。服药期间, 宜吃面食。忌食血腥、生冷、酸物。百日即愈。

肝虚目泪: 用炼过的松脂一斤、米二斗、水七斗、曲二斗造酒频饮。

抽筋挛急: 将松节一两锉细, 加乳香一钱, 慢火炒焦, 出火毒, 研成粉末, 每次服一二钱, 用热木瓜酒调下。

风热牙痛: 将如枣大一块的油松节切碎, 加七颗胡椒, 浸热酒中, 趁热再加飞过的白矾少许, 即取以漱口。

预防瘟疫: 用松叶切细, 每服一匙, 酒送服, 一天服三次, 能防时疫。

中风口斜: 青松叶一斤, 捣成汁, 放酒中浸两宿, 又在火旁温一宿, 初服半升, 渐加至一升, 以头面出汗为度。

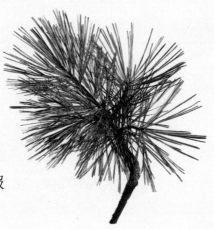

大风恶疮: 用松叶二斤、麻黄五两, 锉细, 泡酒二斗中。几日后, 每次温服一小碗, 见效止。

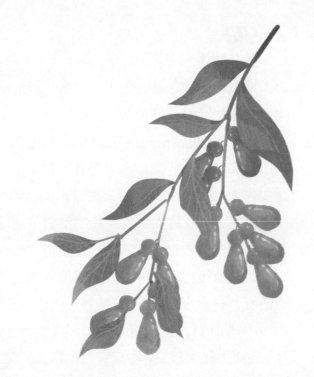

沉香

chén xiāng

别名 沉水香、蜜香。

分类 香木类。

入药部位 含有树脂的木材。

性味 味辛，性微温，无毒。

效用 主风水毒肿，去恶气，治心腹痛、霍乱、中恶。能清人神，宜酒煮而服。治各种疮肿，宜入膏中。还可调中，补五脏，益精壮阳，暖腰膝，止抽筋、吐泻、冷气，破腹部结块，治冷风麻痹、皮肤瘙痒。也能补右肾命门，补脾胃，止痰涎、脾出血，益气和神，治上热下寒、气逆喘息、便秘、小便气淋、男子精冷。

时珍说 故树心放在水中会下沉，所以叫沉水，也叫水沉。其中半沉的为栈香，不沉的为黄熟香。

附方

诸虚寒热： 沉香、附子（炮）等分，加水一盏，煎至七分，露一夜，空腹温服。

胃冷久呃： 用沉香、白豆蔻仁、紫苏各一钱，研末，每次用柿蒂汤送服五七分。

肾虚目黑：用沉香一两，蜀椒去子，炒出汗，取四两研末，再用酒糊成梧桐子大的丸，每次服三十丸，空腹盐汤送服。

心神不足：用沉香五钱、茯神二两，研末，炼蜜和成小豆大的丸。饭后人参汤送服三十丸，一日两次。

大肠虚闭：用沉香一两、肉苁蓉（酒浸焙）二两，各研末，以麻仁研汁做糊，和成梧桐子大的丸。每次用蜜汤送服一百丸。

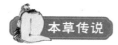

沉香，因含有树脂、香味浓郁而价钱不菲。这种色黑、质重的木材比黄金珠宝还贵重。它的树脂可制成香料，木材可制作线香，树皮可用来造纸，用途非常广泛，经济价值极高。

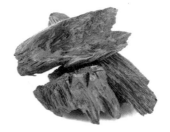

据说宋朝年间，东莞地区已普遍种植土沉香，成为当地的地方特产。故沉香又被称为"莞香"，是在中国树木中唯一以东莞地方命名的树木。古时香港属东莞管辖，那时的香港也曾大量种植土沉香，然后制成琥珀状、半透明的香块，农民将其从陆路运到尖沙头（尖沙咀），用舢舨运往石排湾（香港仔），再转运至内地或东南亚，甚至远及阿拉伯等地。因运香贩香而闻名，石排湾这个港口便被外国人称为"香港"，即"香的港口"，后来，"香港"更成为整个海岛的名称。

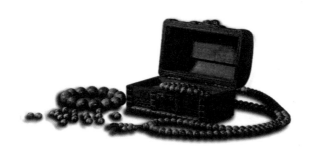

丁香

dīng xiāng

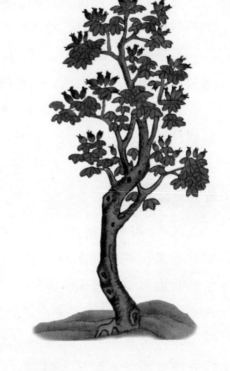

别名 丁子香、鸡舌香。

分类 香木类。

入药部位 花蕾（公丁香）、果实（母丁香）。

性味 味辛，性温，无毒。

效用 泄泻虚滑，水谷不消。

附方

突然心痛： 丁香末酒服一钱。

干霍乱痛： 丁香十四枚，研末，开水一碗送服。不愈再服。

小儿吐泻： 丁香、橘红等分，加蜜做成如黄豆大的丸子，米汤送服。如呕吐不止，可用丁香、生半夏各一钱，泡姜汁中一夜，晒干研末，以姜汁调面糊做成如黍米大的丸子。每服适量，姜汤送服。

婴儿吐乳，便呈青色： 用乳汁一碗，放入丁香十枚、去白陈皮一钱，煎开多次后，细细送服。

胃冷呕逆： 用丁香三个、去白陈橘皮一块焙干，水煎，趁热服。

朝食暮吐： 丁香十五个，研末，加甘蔗汁、姜汁，调成如莲子大的丸子，口中噙咽。

反胃，气噎不通：丁香、木香各一两，每取四钱，水煎服。

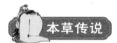
本草传说

丁香是一味古老的中药，因其形状像钉子、有强烈的香味而得此名。在长沙马王堆汉墓发现的西汉古尸手中就曾握有丁香。丁香有公丁香、母丁香之分。人们常把未开放的花蕾称为"公丁香"，而把成熟的果实称为"母丁香"，其用法与用量基本相同。在古代，它曾为治疗口臭立下过汗马功劳。

相传，唐代著名的宫廷诗人宋之问在武则天掌权时曾充任文学侍从，他自恃仪表堂堂，又满腹诗文，理应受到武则天的重用。可事与愿违，武则天一直对他避而远之。他百思不得其解，于是写了一首诗呈给武则天以期得到重视，谁知武则天读后对一近臣说："宋卿哪方面都不错，就是不知道自己有口臭的毛病。"宋闻之羞愧无比，从此之后，人们就经常看见他口含丁香以解其臭。由此，有人趣称丁香为"古代的口香糖"。

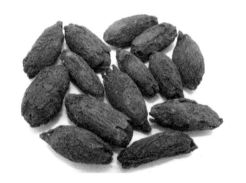
母丁香

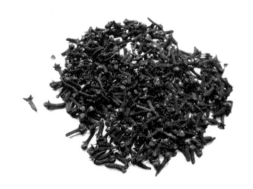
公丁香

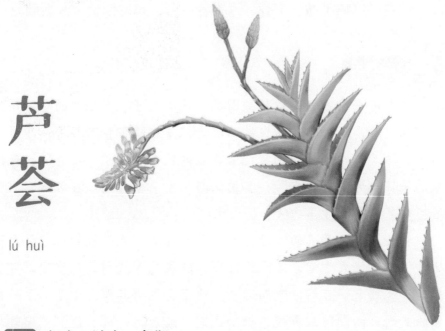

芦荟

lú huì

别名 奴会、讷会、象胆。

分类 香木类。

入药部位 全身。

性味 味苦，性寒，无毒。

效用 明目镇心，润肠通便，美容护肤，杀虫消肿。

时珍说 芦荟是厥阴经药，功效可以杀虫清热。

附方

小儿脾疳：芦荟、使君子等分，研成粉末。每次用米汤饮服一二钱。

本草传说

克娄巴特拉（约公元前 69—约公元前 30 年），亦称"埃及艳后"。传说以美貌著称的一代艳后克娄巴特拉七世，有一个外人无法接近的神秘魔池。每当子夜时分，她便步入水池沐浴，日复一日，年复一年，克娄巴特拉容颜丝毫未改。后来，人们在衰败的埃及王朝旧址里发现，魔池中的液体其实是芦荟的汁液。由此推知，早在 2000 多年以前，人类就已经懂得利用芦荟美容了。

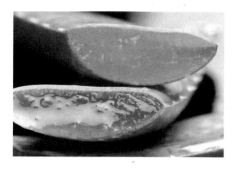

公元前4世纪，马其顿国王亚历山大占领了芦荟原产地索克特拉岛，获得了大量的战略贮备物资——芦荟。他利用那里的芦荟治疗伤病员，当时因受伤而导致化脓感染的伤兵得到及时的救治而很快痊愈。当士兵不习惯他国饮食时，用芦荟作为饮料调理饮食，克服了水土不服的毛病，使部队保持了旺盛的战斗力。后来，亚历山大建立了地跨欧、亚、非三洲的大帝国，传说芦荟立下了巨大的功劳。

本草美食小当家

芦荟苹果汁

食材准备：芦荟125克，苹果1个，矿泉水500克，碎冰块适量。

方法步骤：1.将苹果洗净，擦净水分，削去外皮，去掉果核，切成小块。

2.将芦荟洗净，削去外皮，取芦荟果肉，洗净黏液，放入沸水锅内焯烫一下，捞出，切成小丁。

3.将苹果块、芦荟丁放入果汁机中，加入矿泉水，搅打均匀成果汁，取出果汁，再倒入杯中，放入少许碎冰块调匀即可饮用。

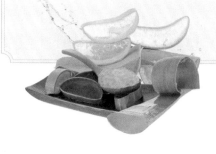

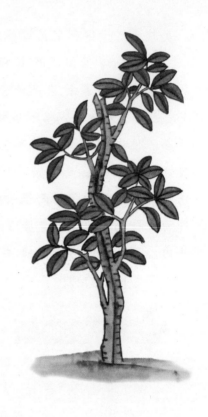

杜仲

dù zhòng

别名 思仲、思仙、木绵。

分类 乔木类。

入药部位 树皮。

性味 味辛，性平，无毒。

效用 益精气，壮筋骨，强意志。

附方

肾虚腰痛：将杜仲去皮，炙黄，取一大斤，分作十剂。每夜用一剂，在一升水中浸至五更，煎成三分之二，去渣留汁，放入羊肾三四片，煮开几次，加上椒盐做成羹，空腹一次服下。此方中再加薤白七茎，或五味子半斤亦可。

风冷伤肾，腰背虚痛：将杜仲一斤切细炒过，放入二升酒中浸十日。每日服三合。

病后虚汗：将杜仲、牡蛎，等分研成粉末，卧时用水送服五匕。不止再服。

产后诸疾及胎体不安：将杜仲去皮，瓦上焙干，捣研成粉末，煮枣肉调末为弹子大的丸子。每次用糯米汤送服一丸。一天两次。

本草传说

传说很久以前，在福建太姥山下的一个村庄里，住着一位姓杜的老伯，他膝下有三个儿子，个个勤劳善良，一家人过着安稳清贫的生活。不知从什么时候开始，村里有不少人得了一种怪病：腰膝酸痛，头晕目眩，全身疲倦。日子一久，便丧失了劳动力，连行动都困难。杜老伯也染上了这种病，因年老体弱，不久便与世长辞了。

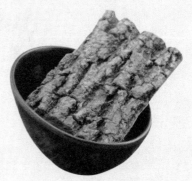

料理完父亲的后事，杜二哥决定到太姥山上采集药材，解救乡亲。太姥山山高崖险，野兽横行。杜二哥攀岩越堑，一找就是三年，却一无所获。一天晚上，他在山洞中迷迷糊糊地睡着了，梦中见到太姥娘娘。太姥娘娘对他说，就在洞顶的石缝间有一棵大仙树，叫"丝连木"，只要将树皮采回去煎煮，病人服下此药汤便可痊愈。杜二哥一觉醒来，果然在洞顶找到那棵大树，并剥下一篓树皮。杜二哥背上药材立刻往家赶，到家时，他已疲惫不堪，面黄肌瘦。了解到采药的艰辛，大家十分感动，并将"丝连木"树皮分发给村里病人，教他们煎汤服用。不久，大多数病人恢复了健康。可是，杜二哥却因劳累过度去世了。

人们为了纪念善良无私的杜二哥，便将"丝连木"改名为"杜仲"，因"仲"字有第二之意。

木棉

mù mián

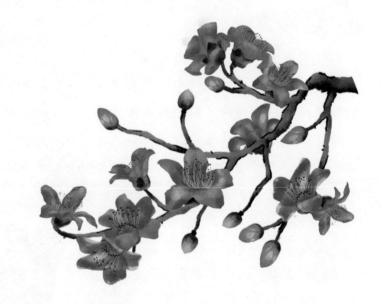

别名 古贝。

分类 乔木类。

入药部位 树皮、果实、花。

性味 白棉、布：味甘，性温，无毒。

子油：味辛，性热，微毒。

效用 白棉、布：治妇女非经期阴道大量出血，刀伤。烧灰用。

子油：治恶疮、疥癣。用作灯油，损害眼睛。

时珍说 木棉有草本、木本两种，交州两广一带生长的木棉，树大得可达一人合抱，它的茎枝似梧桐，它的叶大，像胡桃的叶，入秋季时开花，花红如同山茶花，有黄蕊，花片很厚，形成的花房很多，花房紧邻，聚合生长。所结的果实大如拳头，实中有白棉，白棉中有子，现在人们把它叫作斑枝花，又讹传为攀枝花。李延寿的《南史》记载：林邑各国出产古贝花（实中如有鹅毛一般，抽取它的棉絮，可以纺成布）。张勃的《吴录》记载说：交州、永昌一带的木棉树高过屋顶，有十几年不换的，结的果实大如茶杯，花实中有软软的棉絮，可用来制被絮及做毛布，这都指的是木本的木棉。

本草传说

　　传说在五指山上有一位黎族的老英雄名字叫吉贝，经常带领百姓打胜仗，前来侵犯的异族总是不能得逞，可是后来由于叛徒告密，异族把吉贝抓走了，吉贝被绑在木棉树上遭受毒打，最终被异族敌人残忍杀害。老英雄吉贝死后化作了一株株的木棉树，这些树上盛开着老英雄吉贝用血染红的木棉花。因此，木棉树也被人们叫作"吉贝"或者"英雄树"，大家以此表达对吉贝的无比思念和敬仰。

本草诗词对对碰

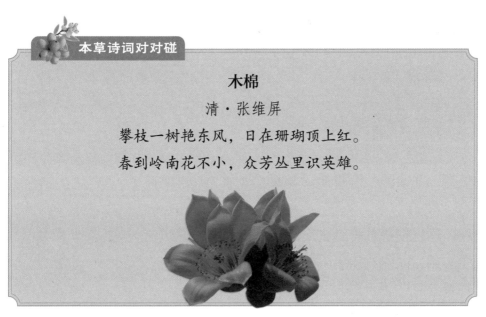

木棉

清·张维屏

攀枝一树艳东风，日在珊瑚顶上红。

春到岭南花不小，众芳丛里识英雄。

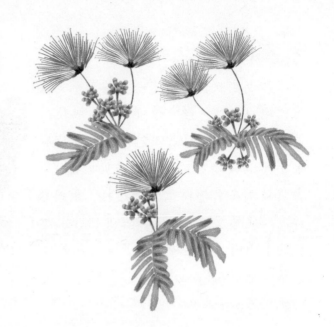

合欢

hé huān

别名 合昏、夜合、青裳、萌葛、乌赖树。

分类 乔木类。

入药部位 花、皮、茎、根。

性味 （皮）味甘，性平，无毒。

效用 （皮）安五脏，和心志，令人欢乐无忧。轻身明目，心想事成。煎膏，消痈肿，续筋骨，杀虫。活血，消肿止痛。

附方

跌打损伤： 将合欢皮的粗皮去掉，炒成黑色，取四两，与炒芥菜子一两，共研成粉末，每次卧时用酒送服二钱，另以药末敷伤处，能助接骨。

小儿撮口： 将合欢花枝煮成浓汁，揩洗口腔。

中风挛缩： 合欢枝、柏枝、槐枝、桑枝、石榴枝各五两，生锉；另取糯米五升、黑豆五升、羌活二两、防风五钱、细曲七升半，先以水五斗煎五枝，取二斗五升浸米、豆，蒸熟，加细曲与防风、羌活，照常法酿。封二十日后，压汁饮服，每饮五合，常有酒气即可，不宜过醉致吐。

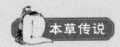

相传很久以前，泰山脚下有个村子，村里有位何员外。何员外有一位掌上明珠，名叫何欢喜。

何姑娘18岁那年清明节到南山烧香，回来就精神恍惚，茶饭不思，一天天瘦下去，请了许多名医，吃了很多药，都不见效。何员外贴出告示，谁能治好何小姐的病，千金重谢。

告示被西庄一位穷秀才揭了去。这位秀才除苦读经书外，还精通医书。他家中贫寒，眼看就该进京赶考了，便想为何小姐治好病得些盘缠。原来何小姐得的是相思病，西庄秀才正是她清明节在南山一见钟情的心上人，今日一见，不治也好了大半。这秀才不知姑娘的心事，只管诊了脉，说："这位小姐是因心思不遂，忧思成疾。"他又说南山上有一棵树，人称"有情树"，羽状复叶，片片相对，而且昼开夜合，其花如丝，可以清心解郁，定志安神，可治小姐疾病。何员外赶快派人找来给小姐服用了，小姐的病果然好了起来。一来二往，秀才也对小姐有了情意。

不久，秀才进京应试，金榜高中，回来便和小姐结成了夫妻。后来，人们便把这种树叫作合欢树，这花也就叫合欢花了。

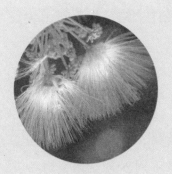

合欢花

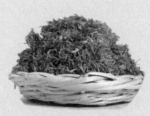

干合欢花

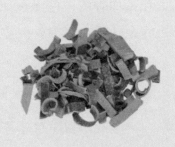

合欢皮

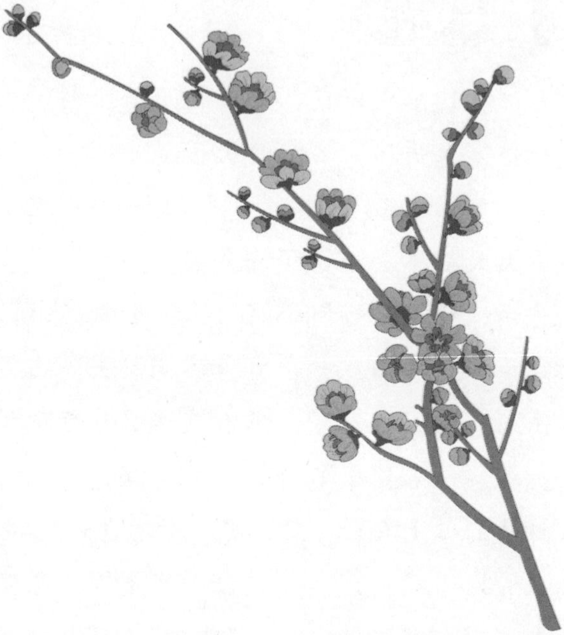

蜡梅

là méi

别名 黄梅花。

分类 灌木类。

入药部位 花、根。

性味 味辛，性温，无毒。

效用 解暑生津。

时珍说 蜡梅小树，丛枝尖叶。凡三种：以子种出不经接者，腊月开小花而香淡，名狗蝇梅；经嫁接而花疏，开叶含口者，名磬口梅；花密而香浓，色深黄如紫檀者，名檀香梅，最佳。结实如垂铃，尖长寸余，子在其中。树皮浸水磨墨，有光采。

本草传说

古代鄢国（位于今河南鄢陵城西）盛产黄梅，但没有香气。国王下旨，若黄梅不香，要杀尽花匠。神仙化作乞丐闯入御花园，送给花匠几枝臭梅，说臭梅和黄梅有不解之缘。花匠将臭梅嫁接到黄梅树上，寒冬腊月开出香花，名为蜡梅。

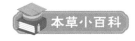
本草小百科

蜡梅是不是梅花？

蜡梅因为名字里有个梅字，再加上它在冬天叶子没发芽的时候就开花，并且花香极其浓郁，所以人们常常会把它和梅花混同起来。事实上，蜡梅和梅花是完全不同的两种花。

从植物学分类上说，梅花是蔷薇科植物，而蜡梅是蜡梅科落叶灌木。从植物形态上看，梅花是落叶乔木或者小乔木，而蜡梅的植株形态通常是比较标准的灌木的样子，没有主干，多分枝。蜡梅和梅花最重要也是大家容易忽略的区别是它们的花期：梅花虽有傲雪凌霜的美誉，其实开花的时候已是冬末春初，梅花开了，也只是春之声的序曲；而蜡梅花开的日子，却是真正的寒冬腊月，并且它明媚张扬的香，是要大大地胜过梅花的淡香的。

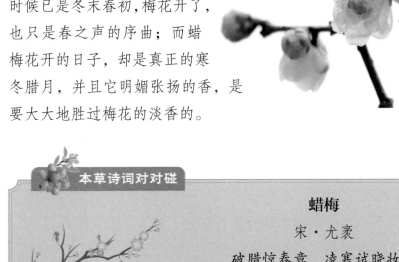

本草诗词对对碰

蜡梅

宋·尤袤

破腊惊春意，凌寒试晓妆。

应嫌脂粉白，故染曲尘黄。

缀树蜂悬室，排筝雁着行。

团酥与凝蜡，难学是生香。

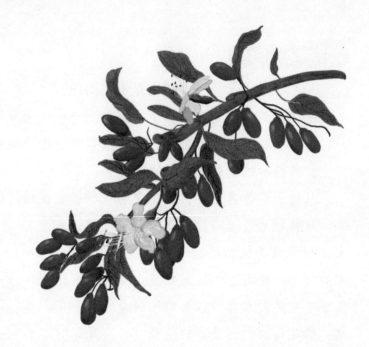

枸杞

gǒu qǐ

别名 枸棘、苦杞、甜菜、天精、地骨、地仙、却老、羊乳、仙人杖、西王母杖。

分类 灌木类。

入药部位 果实（枸杞子）、干燥根皮（地骨皮）、苗。

性味 味苦，性寒，无毒。

效用 补肾益精，养肝明目，补血安神，生津止渴，润肺止咳。

时珍说 根、苗、子的气味稍有差别，它们主治的病也有区别。其苗是天精，味苦甘而凉，上焦心肺客热的病症适宜用它；根是地骨，甘淡而性寒，下焦肝肾虚热的病症适宜用它；至于子则甘平而且润，性滋而且补，不能退热，只能补肾润肺，生精益气。

附方

肾经虚损，眼目昏花，或云翳遮睛：将枸杞子一斤，好酒润透。分作四份：一份与蜀椒一两炒，一份与小茴香一两炒，一份与芝麻一两炒，一份与川楝肉一两炒。炒后拣出枸杞，加熟地黄、白术、白茯苓各一两，共研成粉末，加炼蜜做成丸子，每天服适量。

补精髓，壮筋骨：把地骨皮、甘菊花、生地黄各一斤合在一起捣碎，然后加水一石，煮取汤汁五斗，除去药渣，用药汁去煮糯米五斗，放入细曲混合搅拌，酿酒，每日饮三碗。

恶疮，脓血不止： 适量地骨皮，洗净，刮去粗皮，取出细穰。以地骨皮煎汤洗，令脓血尽，以穰敷贴患处，很快见效。

小便出血： 用新地骨皮洗净，捣取自然汁。无汁则加水煎汁。每服一碗，加一点酒，饭前温服。

赤眼肿痛： 用地骨皮三斤，加水三斗，煮成三升，去渣，放进盐一两，再煮成二升，频用洗眼和点眼。

本草传说

相传，有一位书生体弱多病，到终南山寻仙求道，在山中转了好几天，也没有见到神仙踪影。正烦恼间，忽见一个年轻女子正在痛骂责打一个年迈妇人，他赶忙上前劝阻，并指责那年轻女子违背尊老之道。那女子听了，呵呵笑道："你当她是我什么人？她是我的小儿媳妇。"书生不信，转问那老妇，老妇答道："千真万确，她是我的婆婆，今年92岁了，我是她第七个儿子的媳妇，今年快50岁了。"

书生看来看去，怎么也不像，遂追问缘由。那婆婆说："我是一年四季以枸杞为生，春吃苗，夏吃花，秋吃果，冬吃根，越活越健康，头发也黑了，脸也光润了，看上去如三四十岁。我那几个儿媳妇照我

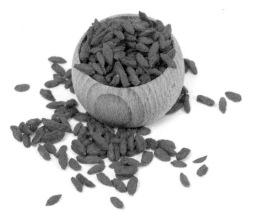

说的常常吃枸杞，也都祛病延年。只有这个小儿媳妇好吃懒做，不光不吃枸杞，连素菜也不大吃，成天鸡鸭鱼肉，吃出这一身毛病。"书生听了这番言语，回到家里，多买枸杞服食，天长日久，百病消除，活到80多岁。

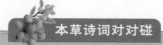
本草诗词对对碰

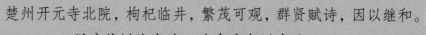

咏枸杞井

唐·刘禹锡

楚州开元寺北院，枸杞临井，繁茂可观，群贤赋诗，因以继和。

僧房药树依寒井，井有香泉树有灵。

翠黛叶生笼石甃，殷红子熟照铜瓶。

枝繁本是仙人杖，根老新成瑞犬形。

上品功能甘露味，还知一勺可延龄。

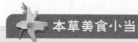
本草美食小当家

枸杞菊花茶

食材准备：枸杞5克，菊花3克。

方法步骤：1.砂锅中注水烧开，倒入菊花，搅匀。

2.盖上锅盖，煮沸后用小火煮约10分钟，至其散发出香味。

3.撒上洗净的枸杞，搅拌匀。

4.盖锅盖，用小火续煮约3分钟，至其营养物质溶出。

5.搅拌片刻，盛入杯中即成。

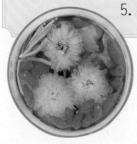

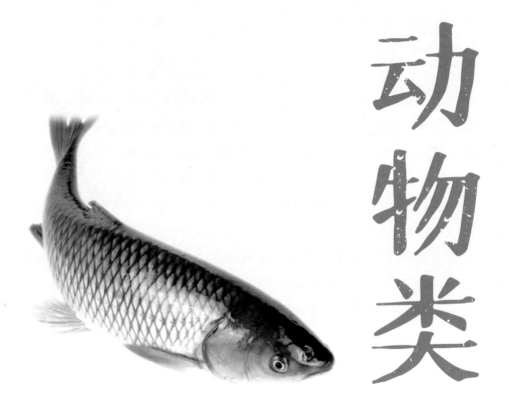

动物类

DONGWU LEI

　　《本草纲目》记载的动物药总计 462 种。李时珍为了研究这 400 多种药，对动物的产地、生活环境、形态、生活习性、遗传、变异等都做了深入的研究、细致的描述，为动物学研究做出了重要贡献，提供了丰富资料。

蜂蜜

fēng mì

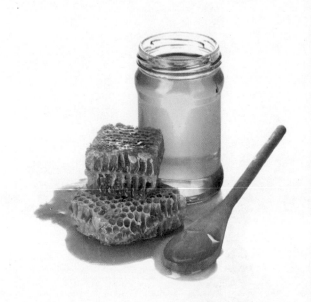

别名 蜂糖。生于岩石者名石蜜、岩蜜。

分类 虫部·卵生类。

入药部位 皆可入药。

性味 味甘，性平，无毒。

效用 益气补中，止痛解毒，除众病，和百药；久服，轻身，不饥不老，延年益寿。养脾气，除心烦，助消化，止痢疾、肌中疼痛、口疮，明耳目。治牙龈炎、唇口疮、肤赤目障，杀虫。治心痛及赤白痢，将蜜浆化在水里，顿服一碗就止，或用姜汁同蜜各一合，和水送服。常服面色红润。同薤捣涂汤火伤，能即时止痛。和营卫，润脏腑，通三焦，调脾胃。

时珍说 蜂蜜生凉熟温，不冷不燥，得中和之气，故十二脏腑之病，没有不适宜的。但吃多了生湿热，小孩子不适合吃。

附方

大便不通：用蜜二合，微火煎至饴糖状，趁热做成长一寸、一端尖细的挺。待冷变硬后，塞入肛门，不久即可通便。

产后口渴：用不限量炼蜜，熟水调服即止。

瘾疹作痒（异常瘙痒，皮肤出现成块、成片状风团）：用不限量蜂蜜，好酒调服。

口中生疮：用蜂蜜浸大青叶含咽。

热油烫伤、烧伤：用蜂蜜涂搽。

疗肿恶毒：用生蜜与隔年葱研成膏。把疗刺破涂上，半小时后，以热醋洗去。

脸上斑点：用蜂蜜调茯苓末敷搽。

本草传说

《蜜赋》中说，蜂蜜"散似甘露，凝如割脂，冰鲜玉润，髓滑兰香"。蜜蜂采集花蜜，经自然发酵而成的黄白色黏稠液体就是蜂蜜，被誉为"大自然中最完美的营养食品"，具有延年益寿的功能。古希腊人认为蜂蜜是"天赐的礼物"，我国是世界上较早驯化蜜蜂的国家之一，蜂蜜早在汉代已作为普遍的饮品。在《三国志》中有这样的记载：袁术称帝后遭遇众人围攻惨败，只得北上投奔庶兄袁绍。不想在半路被向曹操借兵的刘备击溃，只能返回寿春。到了江亭，袁术问厨子存粮的情况，被告知只有麦屑三十斛。当时正值盛暑，袁术想弄点蜂蜜冲水喝，可是没法弄到。袁术看到自己现在如此凄惨，坐在床上叹息良久，忽然大叫一声："袁术已经到了这步田地了吗？"一头倒在床下，呕血而死。

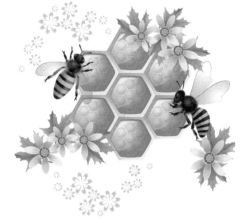

蝎

xiē

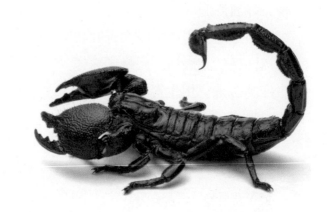

别名 主簿虫、杜伯、虿尾虫。

分类 虫部·卵生类。

入药部位 全虫。

性味 味甘、辛，性平，有毒。

效用 息风镇痉，通络止痛，攻毒散结。

时珍说 蝎的形状就像水虿，有八条腿，尾巴很长，全身有节，青色。入药时要先去掉它的脚，然后烧焙来用。

附方

小儿脐风（初生儿断脐后伤风湿，唇青，口撮，出白沫，不吸乳）：用全蝎二十一个，无灰酒炙研成粉末，加麝香少许，每次用金银煎汤调服半字①。

风淫湿痹（手足不举，筋节挛痛）：用全蝎七个，瓦炒，加麝香一字，研匀。空腹以酒三碗调服。如不见效，可再次服药。

肾气冷痛（肾脏虚冷，冷气攻脐腹，两胁疼痛）：干蝎七钱半，焙研成粉末，将酒及童便各三升，同煎如稠膏，做成如梧桐子大的丸子。每次用酒送服二十丸。

①半字：古代的五铢钱币，右边是"五"字，用钱币的右边抄药末，满的为一字，半者为半字。

肾虚耳聋：用小蝎四十九个，如蝎大生姜四十九片，同炒，姜干为度，研成粉末，温酒送服。至一二更时，再服一次，醉了也无所谓。次日耳中如闻笙簧声，即为有效。

脓耳疼痛：用蝎梢七枚，去毒，焙干，加麝香半钱，研成粉末，挑少许入耳中。日夜三四次，以愈为度。

偏正头风：用全蝎二十一个、地龙六条、土狗三个、五倍子五钱，共研成粉末，酒调匀，摊贴太阳穴上。

风牙疼痛：用全蝎三个、蜂房二钱，炒，研细，搽痛处。

本草传说

相传我国江南原来无全蝎，唐朝开元初年，有个叫杜伯的官人，用竹筒将蝎带到江南，因竹筒不严，一些蝎子从竹筒中跑出来，之后江南一带才逐渐有了蝎子。故蝎子也叫"杜伯"，又叫"竹簿虫"。

本草小百科

蝎子

蝎子不是昆虫，而是蛛形纲动物。它们的典型特征包括瘦长的身体、螯、弯曲分段且带有毒刺的尾巴（后腹部）。蝎子属于昼伏夜出的动物，喜潮怕干，喜暗惧怕强光刺激。蝎子一般会群居，除了捕食，其他时候都安静不动，并且有识窝和认群的习性，蝎子大多数在固定的窝穴内结伴定居。蝎子属国家重点保护动物，一只蝎子一年可捕杀蝗虫等有害昆虫一万多只。

蝎子无论大小都有毒，只是毒性大小不同。大多数蝎的毒素足以杀死昆虫，但对人无致命的危险，只能引起灼烧样的剧烈疼痛。要当心那些钳子细小但是尾巴肥大的蝎子品种，其往往是高毒性品种。

水蛭

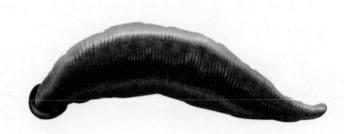

shuǐ zhì

别名 至掌。大的叫马蜞、马蛭、马蟥、马鳖。

分类 虫部·卵生类。

入药部位 全虫。

性味 味咸、苦，性平，有毒。

效用 逐恶血瘀血闭经，破血癥积聚，治不孕，使体内液体循环通畅。堕胎。治女子闭经，欲成血劳（缺铁性贫血、失血性贫血、慢性溶血性贫血）。治折伤坠扑畜血有功。

时珍说 贾谊《新书》记载：楚惠王吃饭时发现碗里有一只水蛭，因为害怕厨师会因此被处死，于是便吞了下去，从那以后他就病了，吃不下饭。令尹前来拜见，见楚惠王有些异常，忍不住发问。楚惠王如实相告。令尹听后说道："您做的是体恤臣民的大好事，上天会保佑您的，您不会得病的。"楚惠王后来果然病愈了。这就是楚王吞蛭的故事。

附方

产后血运（血结于胸中，或偏于少腹，或连于胁肋）用炒过的水蛭、虻虫（去翅、足，炒）、没药、麝香各一钱，共研成粉末，以四物汤调。

血下痛止，仍须服四物汤。

跌打损伤：将石灰炒黄的红蛭半两，大黄、牵牛头末各二两，共研成粉末。每次用热酒调服二钱。当排出恶血，以尽为度。

坠跌内伤：水蛭、麝香各一两，锉碎，烧出烟，研成粉末。用酒送服一钱，当有积血排下。

本草传说

隋唐时代，有位名医叫孙思邈，专为贫苦百姓医治疾病。一天，孙思邈正在长安城的寓所休息，忽闻窗外传来一阵喧闹嘈杂声，原来是一群人拥着一个用手捂着左眼的大汉，来请孙思邈诊疗眼外伤。孙思邈近前一看，只见那大汉的左眼被人打得像一个熟透了的红桃，充满瘀血，此时须将瘀血排出。如用针挑或用小刀割开放血，因离眼珠太近，有戳伤眼珠的危险。孙思邈沉思片刻，突然快步跑出客厅，直奔后院。不一会儿，他手捏着一个小布包回来，说："有办法了，你躺下吧！"孙思邈打开布包，抓出两条刚从后院庭池边捉来的水蛭，众人一见大惊。只见他迅速将水蛭洗净就放在大汉瘀血的眼部，水蛭在血肿上飞快地吸起血来。顷刻间，水蛭的身体变得又粗又大，而大汉眼部血肿却越来越小，最后血肿完全消失了。孙思邈熟练地抓住水蛭，用清水为大汉洗净患处，又敷上消肿草药，几日后那大汉的眼伤就痊愈了。

蜈蚣

wú gōng

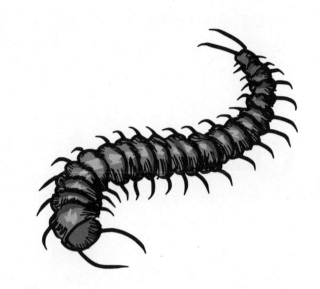

别名 蒺藜、天龙。

分类 虫部·湿生类。

入药部位 虫体。

性味 味辛，性温，有毒。

效用 息风镇痉，攻毒散结，通络止痛。

时珍说 西南地区到处都有。春出冬蛰，每节都有脚，双须歧尾。害怕蜘蛛，一旦沾到蜘蛛的分泌液，就会断开烂掉。沈怀远《南越志》记载，南方晋安山上的蜈蚣，大的可以达到几丈长，能吃掉牛。山人点燃火把将其捕获，用它的皮来蒙鼓，将肉做成肉脯，比牛肉味道更美。

附方

小儿急惊： 将去足蜈蚣一条，炙研成粉末，丹砂、轻粉等分，研匀，加乳汁和成如绿豆大的丸子。按病者年龄，每岁服一丸，乳汁送服。

口眼歪斜，口内麻木： 用蜈蚣三条，一条蜜炙，一条酒浸，一条纸裹火煨，都要去掉头足；天南星一个，切作四片，一片蜜炙，一片酒浸，一片纸裹火煨，一片生用；半夏、白芷各五钱。各药一起研成粉末，加麝香少许。每服一钱，热水调下。一天一次。

蝮蛇螫伤：用蜈蚣研末敷涂。

脚肚转筋：将蜈蚣烧研成粉末，调猪油涂搽。

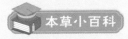

本草小百科

被蜈蚣咬伤怎么办？

蝎子是用尾巴蜇人，而蜈蚣是用自己的嘴咬人。蜈蚣咬人，它的毒腺会分泌出毒液，顺着它的腭牙注入人的皮下，一般会在皮肤局部出现红肿疼痛。被一些比较毒的蜈蚣咬伤，人体还可能出现淋巴管的炎症和局部的组织坏死。如果蜈蚣的毒素侵入血液中，人就会出现头疼、发烧、眩晕、恶心、呕吐，甚至神志错乱、谵语、抽搐、昏迷等症状。

被蜈蚣咬伤后要立即找碱性的肥皂水清洗伤口，局部冷敷；也可就地采一些鲜的鱼腥草和蒲公英，把它们捣烂外敷；同时及时到医院去救治。要预防蜈蚣的咬伤，就要在野外行走或者游玩的时候注意衣着的穿戴和保护，避免去蜈蚣经常活动的地方。蜈蚣昼伏而夜出，喜欢生活在阴冷、潮湿、陈旧、荒芜、有缝隙的地方。

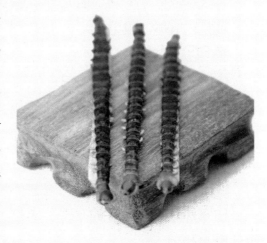

蚯蚓

qiū yǐn

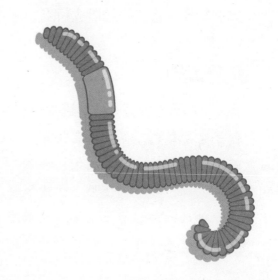

别名 坚蚕、土龙、地龙子、寒蚓、附蚓、歌女。

分类 虫部·湿生类。

入药部位 全虫。

性味 味咸，性寒，无毒。

效用 清热，镇痉，止喘，利尿。

时珍说 蚯蚓上食泥土，下饮黄泉，所以其性寒而下行。性寒故能解各种热疾，下行故能利小便，治疗足疾而通经络。

附方

伤寒热结：用大蚯蚓半斤，去泥，以人尿煮汁饮服。或以生蚯蚓绞汁服亦可。

小便不通：蚯蚓捣烂，浸水中，滤取浓汁半碗服下，立通。

偏正头痛：蚯蚓（去土，焙干）、乳香等分，研成粉末。每取一字做纸捻烧出烟，以鼻吸入。

风赤眼痛（睑眦俱赤且烂，见风益甚）：蚯蚓十条，炙研成粉末，每次用茶送服三钱。

齿缝出血：蚯蚓末、枯矾各一钱，麝香少许，研匀，搽患处。

对口毒疮(生于两颈处的毒疮)：将韭地蚯蚓捣烂，凉水调匀敷涂。每天换药三四次。

本草传说

宋太祖赵匡胤登基不久，患上了"蛇缠腰"（带状疱疹），连哮喘病也一起复发了。太医们绞尽脑汁，也没有治好他的病。一天，一位医官想起洛阳有个擅长治皮肤病的药铺掌柜，外号"活洞宾"，就推荐他给赵匡胤来治病。

"活洞宾"奉旨来到宫中，仔细看了赵匡胤的病情，只见环腰布满了豆粒大的水疱，像一串串的珍珠。"活洞宾"来到殿角打开药罐，取出几条蚯蚓放在两个盘子里，拌上蜂蜜，不久，蚯蚓即溶为液体。"活洞宾"用棉花蘸上这些液体涂在赵匡胤的患处，赵匡胤立刻感到全身清凉舒适。他又捧上另一盘药品请赵匡胤服下。赵匡胤惊问："这是何药？既可外用，又能内服！""活洞宾"怕讲出实话反而使皇上疑心不愿服用，便随机应变地说："皇上是神龙下凡，民间俗药怎能奏效？此药名曰'地龙'，龙补龙自有神效。"赵匡胤听了非常高兴，就把药汁服了下去。七天后，赵匡胤疹消喘止。从此，"地龙"的名声和功用也就广泛地流传开了。

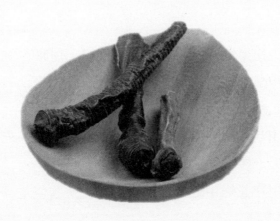

蜗牛

wō niú

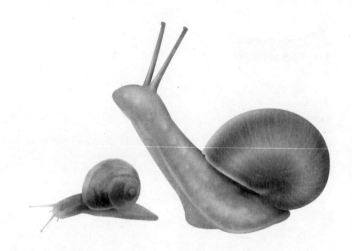

别名 蠡牛、山蜗、蜗螺。

分类 虫部·湿生类。

入药部位 以干燥全体或活个体入药。

性味 味咸，性寒，有小毒。

效用 治跌打损伤、大肠下脱肛、筋急和惊痫。治各种肿毒痔漏，蜈蚣、蝎毒。

时珍说 蜗牛身上有唾涎，能制约蜈蚣、蝎子。夏天热时会自悬在叶下，往上升高，直到唾涎完后死亡。

附方

小便不通： 用蜗牛捣烂贴脐下，以手摩擦。加麝香少许更好。

大肠脱肛： 用蜗牛一两烧灰，调猪油敷涂，立缩。

痔疮肿痛： 用蜗牛浸油涂搽，或烧过研末敷涂。

背疮初起： 用活蜗牛二百个，加水一碗，封瓶中一夜，取涎水调蛤粉敷疮上。每天十多次，热痛渐止，疮亦渐愈。

瘰疬未溃： 用连壳蜗牛七个、丁香七粒，一起烧过，研成粉末，敷贴患处。

耳聋闭：蜗牛一两，石胆、钟乳粉各二钱半，共研成粉末，装于盒中，用火煅过，加少许片脑。每次以酒调药一字滴耳中，即愈。

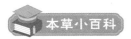

耐饥饿的大胃王

蜗牛摄食凶猛，食量很大，相当于自身体重的一半。据测定，一只20克重的蜗牛一夜可食6~14克莴苣叶。如果气候温和，雨水充沛，特别是多雨季节，蜗牛可昼夜不停地摄食。蜗牛多在晚上6时以后开始摄食，晚上8~11时是摄食的高峰，过午夜后则摄食减少，直至清晨6时前陆续停止摄食，潜入土中或隐蔽处。蜗牛耐饥力很强，人工养殖的蜗牛，若半年不给它食吃，也不会饿死。

本草美食小当家

肉丁蜗牛汤

食材准备：蜗牛肉50克，猪肉80克，食盐2克，味精1克。

方法步骤：1.洗净蜗牛肉和猪肉，将猪肉切丁。

2.倒入500毫升清水，下蜗牛肉和猪肉丁，用大火烧开。

3.撇去浮沫，改小火慢炖，熟烂后加入食盐、味精即可。

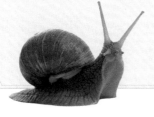

鲮鲤

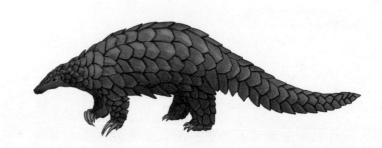

líng lǐ

别名 龙鲤、穿山甲、石鲮鱼。

分类 鳞部·龙类。

入药部位 甲。

性味 味咸，性微寒，有毒。

效用 通经脉，下乳汁，消痈肿，排脓血，通窍杀虫。

时珍说 鲮鲤形如鼍（tuó）而小，背像鲤而宽，头像鼠但没有牙，腹部没有鳞而有毛，长舌尖喙，尾与身等长。尾鳞尖厚，为三角形。它常伸出舌头来引诱蚂蚁，然后将蚂蚁吃掉。

附方

中风瘫痪，手足不举：用炮熟的穿山甲（左瘫用右甲，右瘫用左甲）、炮熟的大川乌头、红海蛤如棋子大者各二两，共同研成粉末。每次用半两，同葱白捣汁，和成厚饼，径约半寸，随病贴脚心，捆好，静坐泡脚于热水中，等身麻汗出，就把药去掉，手足逐渐就能上举。半月后再照这个方法治疗一次，可以除根。治疗期间注意饮食，避风，保养身体。

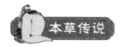

陶弘景是南北朝梁著名的医药学家，他在《神农本草经集注》中对穿山甲进行了有趣的介绍：穿山甲长得像鲤鱼，黑色，全身披盖着十分坚硬的鳞甲，有四只脚，能在陆地上爬，能在水里游。它以蚂蚁为食。每当中午时分，穿山甲游到岸上，张开它的全部鳞甲，躺在那里装死，用它那带有水腥的气味引诱蚂蚁前来觅食。等蚂蚁纷纷而至，钻到鳞片里去寻找食物，穿山甲就关闭它的鳞片，爬入水中，再张开鳞甲，使蚂蚁全都浮在水面，这样，它就能吞吃这些蚂蚁了。

这种描述引起了李时珍的好奇。于是，他决心对穿山甲食蚁的情况进行一番考察。李时珍请了一位有经验的老樵夫带他去找穿山甲。在老樵夫的协助下，李时珍观察到了穿山甲的习性。关于穿山甲的形态特征，陶弘景介绍得差不多，但穿山甲如何吃蚂蚁，却不是那么回事了。穿山甲找食物，先用尖嘴拱地，拱开了一个蚁穴，穿山甲扒开洞边的土，把长长的舌头探到蚁穴中去，舔了一舌头蚂蚁，一吞舌就捋下了舌头上的蚂蚁，咽了下去，然后再探舌、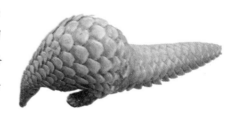吞舌，不断重复这个动作。原来穿山甲并不是张开鳞片诱捕蚂蚁！李时珍这次观察研究的结论很重要。它不仅肯定了前人正确的结论，也纠正了关于穿山甲张鳞诱蚁的传说。

与时俱进的本草

一只成年穿山甲每天可舔食 400~500 克白蚁，对维持森林生态平衡起着重要作用。在我国，因为穿山甲的鳞片可以作为中药成分，所以穿山甲被大肆捕杀，它们的数量在 20 世纪中期至末期锐减，已被列为国家二级保护动物，禁止私人捕杀和食用。

守宫

shǒu gōng

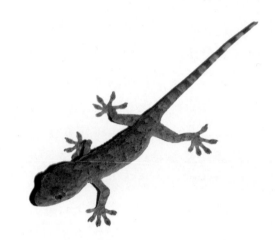

别名 壁官、壁虎、蝎虎。

分类 鳞部·龙类。

入药部位 全身。

性味 味咸，性寒，有小毒。

效用 治中风瘫痪，手足不举，或历节风痛，惊痫，小儿疳痢，血积成痞，疬风瘰疬，疗蝎螫。

时珍说 守宫，每户人家的墙壁里都有。看起来像蛇医（指蝾螈），灰黑色，头是扁的，颈子很长，有四条腿，鳞很细，长的可以达到六七寸。没听说过它会咬人。

附方

久年惊痫，用守宫膏： 守宫一只，剪去四足，连血研烂，加珍珠、麝香、龙脑香各一钱，研匀，用薄荷汤调服。先令病人吐过，或赶下痰涎，然后服药，效果最好。

血积成块： 用守宫一只，包在鸭蛋大的一团白面中，研烂做饼，烙熟吃下，应该会有血块排出。按照这样的方法治疗三五次，病就会痊愈。

关节风痛：将三只生研的守宫与蛴螬三只湿纸包煨研，五条蚯蚓生研，草乌头三枚生研，加入木香五钱、乳香末二钱半、麝香一钱、龙脑五分。各药合研成膏，加酒糊捣成如梧桐子大的丸子。每日用乳香酒空腹送服三十丸，直至病愈。

痈疮疼痛：守宫焙干，研为细末，用油调匀敷涂。

反胃膈气：将守宫七个砂锅里炒焦，加入木香、人参、朱砂各一钱半，乳香一钱，共同研成粉末，加蜜做成如梧桐子大的丸子。每次用木香汤送服七丸，早晚各服一次。

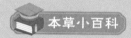 本草小百科

壁虎尿真的有毒吗？

自古以来，民间流传壁虎尿有剧毒，入眼则瞎，入耳则聋，滴到人身上会引起溃烂，吃了壁虎爬过的东西会中毒死亡。自古隔夜茶不许喝，就是怕晚上有壁虎在水边撒尿，壁虎的尿液落入水中会毒死人。其实壁虎是一种爬行动物，除有些品种有毒外，大多数都没有毒，而壁虎尿有毒的说法更是毫无科学依据。

壁虎在代谢过程中产生的废物主要是尿酸和尿酸盐，这些废物随尿液排出。但由于尿酸和尿酸盐均难溶于水，因此在尿液中沉淀成半固态物质。这些代谢废物沉淀时，水分在体内又被输尿管等重新吸收回血液再次利用，最后尿酸和尿酸盐等代谢废物通过泄殖腔随粪便一起排出体外。如果仔细观察一下壁虎等爬行动物的粪便，可以看到粪便上有一些白色的物质，那就是它的尿。壁虎并不像哺乳动物那样以液体形式排出尿液，因此根本见不到壁虎单独排尿，更不用说尿有毒了。

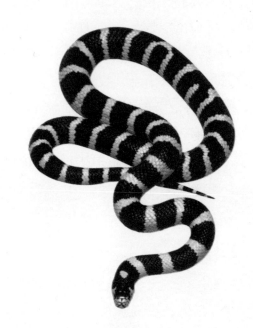

白花蛇

bái huā shé

别名 蕲蛇、褰鼻蛇。

分类 鳞部·蛇类。

入药部位 肉。

性味 味甘、咸，性温，有毒。

效用 治中风及肢体麻木不仁、筋脉拘急、口眼歪斜、半身不遂、骨节疼痛。治瘙痒及疥癣。

时珍说 湖北、四川都有白花蛇，以蕲州的最为出名。生长在蕲州的蛇，即使干枯了，眼睛仍然像活的一样，其他地方的就不是这种情形。人们可以用这个方法来辨认和检验。

附方

驱风膏，治风瘫疬风，遍身疥癣： 白花蛇肉（酒炙）四两，天麻七钱半，薄荷、荆芥各二钱半，同研末，加好酒二升、蜜四两，放石器中熬成膏。每次用温汤送一盏，一天三次。服后须在暖处出汗，十日后可见效。

麻风，手脚麻木，眉毛脱落，皮肤瘙痒及一切风病：用白花蛇、乌梢蛇、土蝮蛇各一条，酒泡过，取肉晒干，加苦参头末四两，共同研成粉末，再加皂角（切小，酒浸，去酒）一斤，一起在水中揉出浓汁，熬膏调成如梧桐子大的丸子。每次服七十丸，用吸圣散煎汤送服。一天服三次，服后吃点稀饭压住。三日一浴，取汗，避风。

痘疮黑陷：炙连骨白花蛇，注意不要炙焦了，取三钱，加大丁香七枚，共同研成粉末。每次用水和淡酒送服五分，非常有效。

本草传说

相传明代嘉靖年间，有一对广西青年男女为了逃婚来到蕲州，男青年叫庞生，女青年叫玉娇。不料庞生突然病倒了，而且患的是麻风病。客栈的主人得知后，要将二人赶出去。玉娇跪下苦苦哀求，店主只好同意他们住在客栈后的一间废弃的酒窖里。

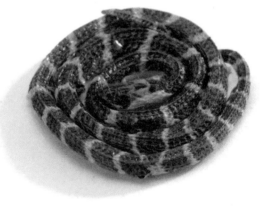

一晃月余，庞生的病未见好转，反而一天天沉重。郎中请不来，又无钱买药，玉娇只好出去乞讨。庞生躺在草席上，全身剧痛奇痒，又加上饥渴交困，便挣扎着爬起来，恍惚中见墙角有一只破酒瓮，里面有些残酒。他便舀了一碗，一饮而尽。说来也巧，庞生一喝这酒，只觉一股清凉直透腹内，遍及全身，便又饮了一碗，更觉痛痒减轻，周身舒快，于是一连数日，饿了就喝，渴了便饮。几天后，庞生的病竟神奇地好了。店主得知后，急叫人搬出酒瓮，众人一看，只见一条大蕲蛇横卧瓮中，蛇身已快浸化。人们便知道了蕲蛇酒能治麻风病。

鲤鱼

lǐ yú

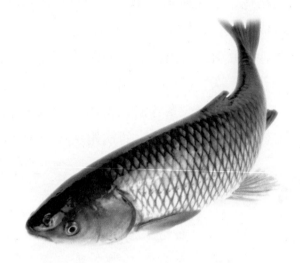

分类 鳞部·鱼类。

入药部位 肉、胆、骨等。

性味 肉:味甘,性平,无毒。

胆:味苦,性寒,无毒。

效用

肉:治水肿、胎动不安、乳汁不通、咳嗽气喘。

胆:治目热红痛等症状,还可治青光眼,有明目作用。

脑髓:治各种抽搐症。煮粥吃,可以治突然耳聋。和胆等分,用来点眼,可治青光眼。

血:治小儿红肿疮毒,涂于患处立即见效。

肠:治小儿皮肤生疮。耳内有虫,鱼肠同醋捣烂,绵布裹后塞入耳内。治疗痔瘘时,切断鱼肠烤熟,用棉布裹好后坐在上面。

骨:治女性白带多、带血、阴部疮疖。又治鱼鲠不出。

皮:治瘾疹(异常瘙痒,皮肤出现成块、成片状风团)。烧研成灰,用水服,治鱼鲠六七日不出者。

鳞:烧研成灰后用酒送服,治产妇滞血腹痛。又可治吐血、崩中漏下和痔疮脱出。

时珍说 鲤是阴中之阳，它的功效在于可以利小便。

附方

水肿：大鲤鱼一尾，加醋三升煮干吃下，一天一次。

乳汁不通：鲤鱼一尾烧为末，每次用酒调服一钱。

咳嗽气喘：鲤鱼一尾去鳞，纸裹炮熟，去刺研成细末，同糯米煮粥，空腹服下。

红眼肿痛：用鲤鱼胆十个、腻粉一钱，和匀，收存瓶中，每日点眼。

胎动不安：用洗净的鲤鱼一尾，炒阿胶一两，糯米二合，水二升，加葱、姜、橘皮、盐各少许，煮汤喝下，五七日即见效。

一切肿毒（无论已溃未溃）：用鲤鱼烧灰，调醋涂搽，直到病愈。

本草传说

在中国诸多的具有象征意义的动物中，鲤鱼是流传最广的吉祥物之一。中国的民俗中以"鱼"表示"年年有余（鱼）"寓意的年画，画的一般都是鲤鱼。鲤鱼的"鲤"字与"利"字谐音，古代年画中人们集体买鲤鱼的画面，其寓意便是"家家得利"。商人们每年春节时要通过吃鲤鱼取得生意"得利"的寓意。因鱼与水的关系密切，人们以鲤鱼戏水的图案来祝福新婚夫妇婚姻幸福。又因鱼的生殖能力强，用鲤鱼祝福他人早生贵子。有的地方在婚礼上还专门有个"鲤鱼洒子"的仪式。除此之外，因古人用鱼形木板做信的函套，因此鲤鱼还经常被视为友情的象征。不仅如此，鲤鱼跃龙门的故事使鲤鱼具有科场登第的寓意。古代绘画中，一个男孩抱着一条跟他差不多大的鲤鱼的画面，便是寓意将来科场登第。可见小小的鲤鱼身上承载了财富、仕途、婚姻、友情、生子等诸多方面的希望。

海马

hǎi mǎ

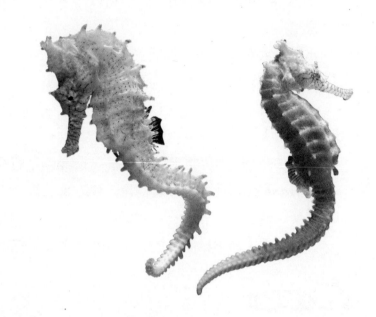

别名 水马。

分类 鳞部·鱼类。

入药部位 全身干燥体。

性味 味甘，性温、平，无毒。

效用 治难产及血气痛。暖肾，壮阳，消瘕块，治疗疮肿毒。

时珍说 按《圣济总录》说，海马，雌的是黄色，雄的青色。徐表《南方异物志》中记载，海中有一种鱼，长得像马的头，嘴垂向下，或黄或黑。渔民捕得后，并不会拿来吃，而是将其暴晒干烘烤后，用来治产患。

附方

海马汤：治远年虚实（长年累月人体的阴阳消长）积聚癥块。用海马雌雄各一枚，木香一两，大黄（炒）、白牵牛（炒）各二两，巴豆四十九粒，青皮二两（童子小便浸软，包巴豆扎定，入小便内再浸七日，取出麸炒黄色，去豆不用），取皮同众药一起研为末。每次用水一盏，煎三五沸，临睡前温服两钱。

海马拔毒散：用来治疗疔疮和背生恶疮，有奇效。将海马一对炙黄，穿山（甲用黄土炒）、朱砂、水银各一钱，雄黄三钱，龙脑、麝香各少许，研为末，加入水银研至不见星。每次以少许点患处，一日一点，毒便会自出。

本草传说

从前有位勤劳的年轻人名叫海生，新婚不久，便出海捕鱼，恰好救了东海的红虾公主。公主感恩，告诉海生，今后遇到难事可以喊一声，她便会帮忙。

第二年，海生的妻子分娩难产，海生急喊红虾公主帮忙。公主知道后立刻令巡海夜叉骑上海马送药。巡海夜叉急于启程，忘了喂海马。海马跑了一阵便饥渴难忍，闻到夜叉的挂袋透出异香，就趁其不备，连袋带药一口吞下。到了海生家门口，夜叉拿药不见药袋，闻到海马嘴里透出的异香，断定药袋被海马偷吃了，不禁大怒。海马知道闯下大祸，转身就逃，逃进礁石的裂缝，结果把身子挤扁了。后来海马知错就改，从岩缝钻出来，但四条腿和身子挤成一块了。因为海马吃了宝药，浑身都已变成宝。当海马从岩缝里出来，被带到海生家门口时，顿时清香满室。海生妻子经香气一熏，身子一阵轻松，哇的一声，孩子便生下来了。海生央求夜叉回去复命，让海马留在浅海近处，任其自生自长，便于随时救急，造福大家。

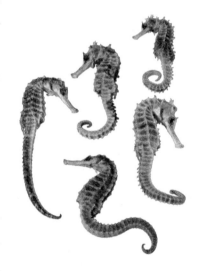

鳖

biē

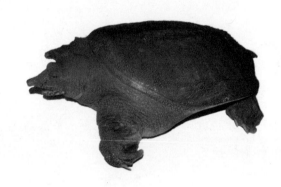

别名 团鱼、神守、河伯从事。

分类 介部·龟鳖类。

入药部位 全身。

性味 鳖甲：味咸，性平，无毒。

肉：味甘，性平，无毒。

效用 鳖甲：养阴清热，疗温疟，祛瘀血。

肉：滋阴凉血，补中益气。

时珍说 鳖就是甲鱼，可在水里和陆地生活，脊背隆起与龟类似，甲壳的边缘有肉裙。所以，龟的肉在甲壳内，鳖的甲在肉里。

附方

老疟劳疟： 取鳖甲醋炙后研为末，用酒送服方寸匕。隔夜服一次，清早服一次，病发时服一次，加雄黄少许更有效。

妇人漏下： 取鳖甲醋炙后研为末，清酒送服方寸匕，一天两次。

痈疽不敛： 用鳖甲烧存性，研为末，掺敷患处。

肺结核： 用鳖一个，柴胡、前胡、贝母、知母、杏仁各五钱，一起煮熟，然后将骨、甲、裙去掉，煮汁，食肉饮汁，将药焙研成末，仍以骨、甲、裙煮汁，和成如梧桐子大的丸子，每次空腹用黄芪汤送服三十丸，一天服用两次。

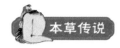 本草传说

传说微山湖上有两个人合伙以打鱼为生，一个叫李四，一个叫王八。一天，两人打上一条鱼精，鱼精被打上来后就泪水涟涟。李四看到心软了，想放掉鱼精，可王八不同意。李四没法，就说把鱼精放了，三天打的鱼全归王八。王八这才同意。

当晚，李四梦到一位白胡子老头。他告诉李四，某处有个山洞，一个魔王把收敛来的财宝放在那里。魔王每天下午会出去喝酒，李四可以利用那半天的时间进去取点财宝。李四听了白胡子老头的话，找到山洞，果然看到很多财宝，他就拿了两个金块回来。原来白胡子老头就是鱼精的化身，前来报答李四的救命之恩。王八知道了这件事，立刻背上两条大口袋进了山洞。见了财宝，王八红了眼，完全忘记了时间。口袋还没装满，魔王就回来了。魔王见有人偷他的财宝，举起棒子照王八的头上砸去，一下把王八的头砸到了肚子里。魔王以为王八死了，就把他扔到湖里。后来，王八被鱼精点化成了老鳖，从此微山湖里就有了老鳖。

本草美食·小当家

清炖甲鱼

材料准备：杀好的甲鱼1只（约400克），盐、鸡粉各2克，姜片、枸杞各少许，料酒6毫升。

方法步骤：1.锅中放入甲鱼，煮2分钟，掠去浮沫，捞出。
2.砂锅中注入清水，烧开，放入甲鱼块、枸杞、姜片，淋入料酒，盖上盖，煮沸后转小火煲煮约40分钟。
3.加入盐、鸡粉，续煮片刻至入味即可。

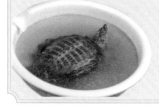

龟甲

guī jiǎ

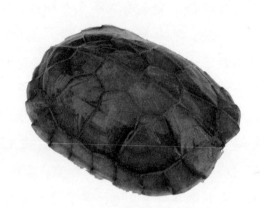

别名 神屋、败龟版、败将、漏天机。

分类 介部·龟鳖类。

入药部位 整体。

性味 味甘，性平，有毒。

效用 治腰脚酸痛，补心肾，益大肠，止久痢久泄。主难产，消痈肿，治臁疮。

时珍说 龟、鹿都是灵性而长寿的动物。龟的头常常藏向腹，能通任脉。用它的甲来补心、补肾、补血，这是因为它有养阴的效用。

附方

补阴丸，治阴虚血弱：将龟下甲（用酒炙过）、熟地黄（九蒸九晒）各六两，盐水浸炒的黄柏、酒炒的知母各四两，在石器内研为末，再加猪脊髓和成如梧桐子大的丸子。每次用温酒送服百丸。

疟疾不止：将龟甲烧存性，研为末。每次用酒送服一方寸匕。

难产催生：将龟甲烧后研成粉末，用酒送服一方寸匕。

肿毒初起：将一枚烧过的龟甲研成粉末，用酒送服四钱。

小儿头疮：用龟甲烧灰敷涂。

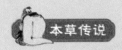
本草传说

很久以前，东海边有一个靠打鱼为生的小伙子，他的勤劳善良感动了附近修炼的海龟仙子，她自愿放弃修行到人间和小伙子过日子。

婚后一年，海龟仙子生了一个活泼可爱的男孩，小两口很高兴。可好景不长，由于孩子生来先天不足，得了软骨病，小两口把家里值钱的东西都卖光了，仍未能治好孩子的病。最后，海龟仙子将自己的龟甲拿了出来，让丈夫碾碎后熬成浓汁，喂给孩子吃。孩子吃过没多久，身上的骨骼果真硬朗起来了。可海龟仙子的身子却渐渐衰弱，进而奄奄一息。她对丈夫说："我原是东海修炼了几百年的金龟，精气全凝聚在这龟甲中，如今我的龟甲没有了，为了咱们的孩子我死而无憾……"说着说着，海龟仙子便咽气了。

小伙子悲痛万分地埋葬了妻子，一个人含辛茹苦地将儿子拉扯大。好在儿子很争气，不仅越长越强壮，而且听从父亲的教诲，潜心学医，为渔民们解除疾苦。从此，龟甲这味药能治病的消息就传开了。

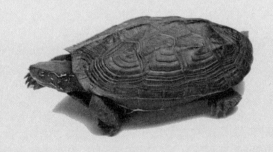

蟹

xiè

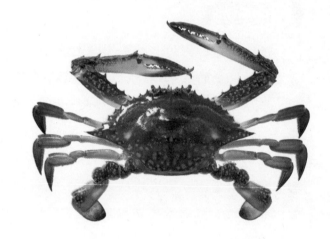

别名 螃蟹、郭索、横行介士、无肠公子。雄的名：蝤蚁；雌的名：博带。

分类 介部·龟鳖类。

入药部位 全身。

性味 （肉）味咸，性寒，有小毒。

效用

蟹肉： 治胸中邪气，热结作痛，口眼歪斜，面部水肿。能养精益气，解漆毒。产后腹痛血不下的，同酒一起食用。筋伤骨折的，生捣后炒烂贴在患处。

蟹爪： 破胞堕胎，下死胎，辟邪气。

蟹壳： 烧存性，用蜜调，可涂冻疮及蜂咬伤。用酒服用，可治疗妇女产后腹痛，非经期阴道流血。

盐蟹汁： 含一满口，慢慢咽下，能治咽喉肿痛。

时珍说 各种蟹性都很冷，也没什么毒，是极好的菜肴，将其拌以姜、醋，再一边喝酒，一边手持蟹爪咀嚼蟹黄，难道不是独具风味吗？有什么毒呢？只是嗜好吃蟹的人每次都狂吃十余只，并且荤膻相杂，饮食过量伤了肠胃，肯定会导致腹泻呕吐，却将过错怪到蟹的头上，蟹又有什么过错呢？

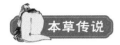

本草传说

从前，一位青年即将成婚却得了一种怪病。往日清秀的脸肿得变了形，眼睛也被极度浮肿的眼睑遮盖得看不见了，头大如斗，身上也布满疹子。家人赶紧去请名医叶天士。

叶天士诊病有个特点，凡诊一病，定要弄清病由。他为青年诊脉，发现青年六脉平和，只是略有一点虚弱，觉得这病有点蹊跷。沉思良久，叶天士把目光从病人身上移开，扫视了一下房间。忽然，他发现床、衣柜、桌子、椅子全是新的，而且嗅到一股熏人的漆味，顿时，他恍然大悟，原来青年是中了漆毒。他叫人把病人搬出新房，又派人到集市上买了几斤鲜螃蟹，捣烂成糊，然后遍敷病人身上。不到两天，病人肿消疹退。

古人对漆过敏早有认识，在古医书上称为"漆咬人""漆疮"，而螃蟹可以解漆毒。

本草美食小当家

清蒸螃蟹

食材准备：河蟹12只，生姜200克，醋180克。

方法步骤：1. 活河蟹放入清水中，盖上盖，放置20分钟，捞出，反复用清水冲净。

2. 姜去皮，切末，放入碗中，加入醋浸泡15分钟，即成料汁。

3. 蒸锅中加入清水，将螃蟹倒置放入蒸笼中，立即盖上盖。用大火将水烧开后，继续蒸8分钟即可。

4. 将螃蟹蘸备好的料汁食用即可。

牡蛎

mǔ lì

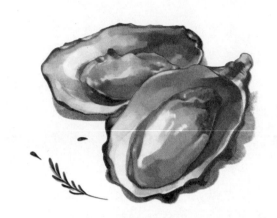

别名 牡蛤、蛎蛤、古贲、蠔。

分类 介部·蛤蚌类。

入药部位 肉、壳。

性味 肉：味甘，性温，无毒。

壳：味咸，性平、微寒，无毒。

效用 肉：治虚损，调中益气。

壳：有敛阴潜阳、止汗固精、软坚化痰之功效。

时珍说 南海人用蛎房砌墙，用煅烧的灰粉刷墙壁，吃牡蛎肉。他们叫牡蛎肉为蛎黄。

附方

疟疾寒热：牡蛎粉、杜仲等分，研为末，加蜜做成梧桐子大的丸子，每次用温水送服五十丸。

虚劳盗汗：牡蛎粉、麻黄根、黄芪等分，同研末。每次取二钱，加水一盏，煎成七分，温服，一日一次。

梦遗便溏：牡蛎粉加醋，做成梧桐子大的丸子，每次用米汤送服三十丸，一天两次。

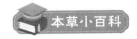 本草小百科

海中牛奶——牡蛎

牡蛎身体呈卵圆形，是生活在浅海泥沙中的双壳类软体动物。法国是世界上最著名的牡蛎生产国，中国所产的主要有近江牡蛎、长牡蛎和大连湾牡蛎三种。鲜牡蛎肉呈青白色，质地肥美细嫩，既是美味海珍，又能健肤美容、强身健体。牡蛎是 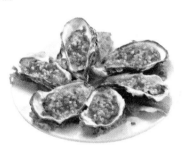 含锌最多的天然食品之一，每天只要吃两三个牡蛎就能满足一个人全天所需的锌。不但如此，牡蛎的钙含量接近牛奶，铁含量是牛奶的21倍，被称为"海中牛奶"丝毫不为过。

珍珠

zhēn zhū

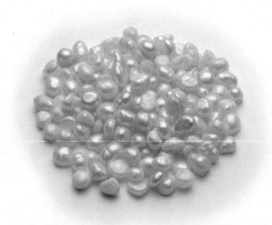

别名 真珠、蚌珠。

分类 介部·蛤蚌类。

入药部位 全身。

性味 味咸、甘，性寒，无毒。

效用 镇心。用来点眼睛，可以去翳膜。用来涂脸，可以让人皮肤有光泽，颜色美好。涂手和脚，可以去皮肤逆胪（手足甲际处皮肤剥起）。用棉裹着塞在耳朵里，可以治耳聋。治脸黑，止泄。与知母一起用，可以治疗烦热消渴。治难产，下死胎衣。

时珍说 入药用，不能用首饰上的或是陪葬的珍珠。炮制方法：一种是取珍珠用人乳浸泡三天，煮后再研成细末；另一种是用绢袋盛珍珠放在豆腐内煮一炷香工夫后使用，说是可以不损伤珍珠的药用价值。

附方

安神：取豆大的珍珠末一粒，加蜂蜜调服，一天三次。

小儿中风，手足拘挛：珍珠末（水飞）一两、石膏末一钱，和匀。每次取一钱，加水七分煎成四分，温服，一天三次。

妇女难产：用酒送服珍珠末一两，立产。

目生顽翳：珍珠一两、地榆二两，加水两大碗煮干，取珍珠用醋浸五天，再用热水淘去醋气，研为细末。每取少许点眼，至愈为止。

胞衣不下：将一两珍珠研成粉末，用苦酒送服。

痘疮疔毒：用豌豆四至九粒（烧存性）、头发灰三分、珍珠十四粒（炒研成粉末），一起和油胭脂同捣成膏。先将疮疔挑破，挤去恶血，取膏少许点上，疮变红活。此方名"四圣丹"。

肝虚目暗，茫茫不见：用珍珠末一两、白蜜二合、鲤鱼胆二枚，和匀，煎过，滤取汁液，频频点眼。

本草传说

很久以前，一个叫四海的青年出海打鱼时遇到海怪。四海奋力拼搏，终于将海怪击败，然而四海也因伤痛疲劳而昏过去。当四海醒来时，发现自己竟然睡在水晶床上，一位美丽的少女正在替他疗伤，姑娘自称是人鱼公主。在公主的细心照顾下，四海很

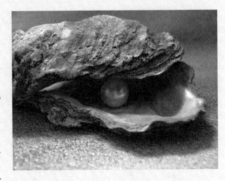

快痊愈。二人结成夫妻，同回白龙村（今广西境内）过着幸福的生活。

不料，当地的县官见四海的妻子貌美，顿生邪念，于是给四海罗织罪状，强夺公主以抵罪。四海奋力反抗但最终还是惨死于杖下。公主施法逃回水府后，感念四海为己惨死，每到月明波平的时候，便在岛礁上面，向白龙村痛哭。伤心的眼泪滴滴坠入白龙池中，池中的珠贝个个张嘴接住泪滴，因此孕胎成珠，从此白龙池中的珍珠特别多、特别美。

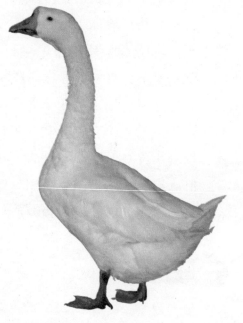

鹅

é

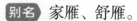

别名 家雁、舒雁。

分类 禽部。

入药部位 肉、胆、血、蛋等。

性味 肉：味甘，性平，无毒。

血：味咸，性平，微毒。

胆：味苦，性寒，无毒。

蛋：味甘，性温，无毒。

效用

肉：滋润五脏，除五脏热邪。

血：解金属及药毒。

胆：治热毒及痔疮初起。

蛋：补中益气，但吃多了容易引发旧病。

毛：解毒，治小儿惊风。烧灰研末用酒送服，治疗饮食不下。

掌上黄皮：烧焙后细磨成粉末，搽脚，治疗脚趾缝湿烂流水。还可以用来治疗冻疮。

时珍说 江淮以南的人家都饲养它。有黑、白两种颜色，绿眼、黄嘴，红脚掌。夜晚随更声鸣叫。能吃蛇及蚯蚓，所以养鹅可避免毒蛇侵害。

附方

饮食不下：将白鹅尾毛烧成灰，每次用米汤送服一钱。

本草传说

公元前 390 年的古罗马城郊有一座庇护神丘比特的神庙，庙里养着一群鹅，叫守护鹅。一个夜晚，高卢人偷袭罗马城，熟睡中的罗马士兵毫无察觉，但这并不能逃过警觉性超高的守护鹅。守护鹅被偷袭的高卢人惊醒后，立即发出高叫的声音，叫醒了罗马守城的士兵们。熟睡中的士兵醒来之后，迅速奋起迎战，一举击退了高卢人的偷袭，最终守住了罗马城。为了表示对鹅的感激，当时的罗马人便把鹅尊为圣物，称它们为"灵鸟"。

其实不仅是罗马，还有一些国家以鹅作为哨兵呢。1986 年，美国组织了一支特种部队——"鹅兵"。这支特种部队被安排在联邦德国法兰克福附近的一处军事基地上。让鹅和哨兵们一起执行巡逻警戒任务。这些鹅非常警觉敏锐，一有任何危险，马上嘎嘎大叫，提醒巡逻哨兵注意。因此，在那里，它们又被人们尊称为"机警的海上将军"。

与时俱进的本草

鹅肉含多种人体必需的氨基酸、脂肪、维生素 A、B 族维生素、糖、脂肪含量低，且品质好，不饱和脂肪酸的含量高，对人体有利，有预防慢性疾病和缓解咳嗽的作用。鹅肝中维生素 A 的含量远超过奶蛋肉鱼等，可维持正常生长和生殖功能，保护眼睛，维持正常视力，防止眼睛干涩、疲劳。

鸡

jī

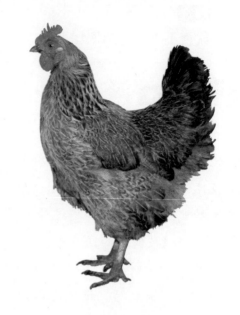

别名 烛夜。

分类 禽部。

入药部位 全身。

时珍说 鸡的种类非常多，各地所产的鸡，大小、形态、颜色都不相同。朝鲜有一种长尾鸡，尾巴长三四尺。辽阳有一种食鸡、一种角鸡，肉味比其他的鸡肥美。南越有一种长鸣鸡，不分昼夜鸣啼。南海有一种石鸡，潮水一涨就啼叫。四川有一种鹍鸡，楚中有一种伧鸡，身高都有三四尺。江南则有一种矮鸡，脚长才二寸左右。

丹雄鸡肉

性味 味甘，性微温，无毒。

效用 治妇人崩中漏下。能补虚温中止血。

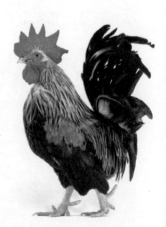

黄雌鸡肉

性味 味甘、酸、咸，性平，无毒。

效用 治产后虚羸，煮汤煎药服，效果好。

乌骨鸡

性味 味甘，性平，无毒。

效用 补虚劳羸弱，治消渴、心腹疼痛，对产妇有益，能治疗妇人崩中带下、一切虚损病，以及大人小孩下痢噤口，都取乌骨鸡煮汤饮汁，也可以捣和成丸药。

时珍说 乌骨鸡，有白毛的、黑毛的、斑毛的，也有骨和肉都乌的和肉白骨乌的，只要鸡舌是乌的，则这种鸡便骨肉都乌，入药用很好。

鸡冠血

性味 味咸，性平，无毒。

效用 能疗经络间风热。用来涂面颊，治口歪不正。还能用来涂治各种疮癣，解蜈蚣毒、蜘蛛毒。

鸡内金

性味 味甘，性平，无毒。

效用 能消食和胃。治小儿食疟，疗大人淋漓反胃，能消酒积，主喉闭乳蛾，一切口疮，牙疳诸疮。

鸡蛋

性味 味甘，性平，无毒。

效用 镇心，安五脏，止惊安胎，治孕妇急性热病。

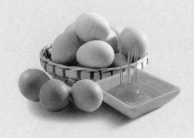
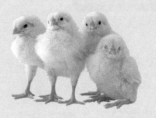

鸽

gē

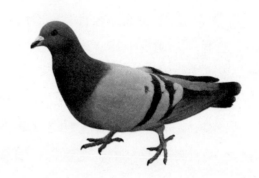

别名 鹁鸽、飞奴。

分类 禽部。

入药部位 全身。

性味 （肉）味咸，性平，无毒。

效用

肉：解药毒。疗疮疥，食用后立刻就会痊愈。调精益气。炒熟后用酒服，可以治恶疮疥癣、白癜风等。

血：解药物及虫蛇毒。

蛋：解疮疡、疱疹。

时珍说 各地的人们都饲养鸽子，也有野鸽。鸽的品种虽然很多，但其羽毛的颜色不外乎青、白、皂、绿、鹊斑这几种。鸽的眼睛有大有小，颜色有黄，有红，有绿。

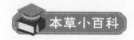

鸽子简史

家鸽起源于原鸽。在欧洲、东南亚、非洲和南北美洲等温带热带地区，至今仍有原鸽存在，并有不少特征与退化的家鸽相似。家鸽被认为是最早驯化的鸟类之一。考古学家发现公元前 4500 年美索不达米亚的艺术品和硬币上已镌有鸽子图像。公元前 3000 年左右的埃及菜谱上有关于鸽子烹调的记载。16 世纪阿拉伯人远道经商，都身带鸽子借以传书与家人联系。第一次世界大战时期，也流传过鸽子冒着枪林弹雨传送情报，使被困联军获救的佳话。中国相传在秦汉时代已有人热衷于养鸽。唐代宰相张九龄曾让鸽子送信千里，即所谓"飞奴传书"。南宋皇帝赵构喜养鸽，"万鸽盘旋绕帝都，暮收朝放费工夫"的诗句至今脍炙人口。清代张万钟所著《鸽经》，是分类详细、记载丰富的一部早期养鸽著作。而以鸽入药最早记载于北宋年间编撰的《嘉祐本草》，说鸽肉"主解诸药毒及人马久患疥"。

本草美食小当家

沙参玉竹麦冬鸽子汤

材料准备：麦冬 15 克，枸杞 5 克，沙参 15 克，玉竹 20 克，蜜枣 25 克，老鸽 1 只。

方法步骤：1. 老鸽斩块，放进开水锅内焯过，洗去血水备用。

2. 蜜枣和枸杞冲洗沥干待用。

3. 玉竹、沙参、麦冬各泡 20 分钟后洗净备用。

4. 把所有材料倒入锅里，加 1.6~2 升水。大火煮开后调小火煮 1.5~2 小时，加盐调味即可。

猪

zhū

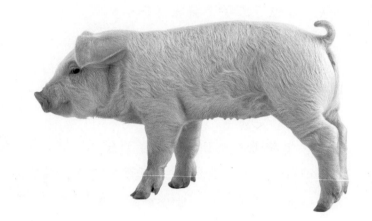

别名 豚、豕、豮。

分类 兽部。

入药部位 全身。

猪肉

性味 味苦，性微寒，有小毒。

效用 治狂病经久不愈，可以压丹石（抑制结石病），解热毒，补肾气虚竭。

时珍说 北猪味薄，煮后汤汁清；南猪味厚，煮后汤汁浓，毒性尤其大。入药用纯黑公猪。凡是母猪、病猪、黄膘猪、米猪，都不可以吃。

脂膏

性味 味甘，性微寒，无毒。

效用 利血脉，散风热，润肺。利肠胃，通小便，生毛发。能滋养皮肤，用作手膏涂手，可使皮肤不皲裂。

时珍说 凝结的叫脂肪，未凝的叫膏油，腊月炼净收用。

猪脑

性味 味甘，性寒，有毒。

效用 治痈肿，治疗手足皲裂出血。

猪血

性味 味咸，性平，无毒。

效用 生血，可以治疗瘴气、中风、跌打损伤、骨折以及头痛眩晕和淋沥病症。

时珍说 服用地黄、何首乌等补药的人应忌吃，据说会损阳。与黄豆一起吃，会滞气。

猪心

性味 味甘、咸，性平，无毒。

效用 疗惊邪忧愤。补养血亏、虚劣。治虚悸气逆，妇人产后中风，血气惊恐。

猪肝

性味 味苦，性温，无毒。

效用 补肝明目，治疗肝虚浮肿。

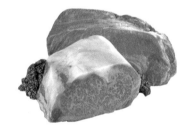

猪肾（俗名腰子）

性味 味咸，性冷，无毒。

效用 理肾气，通膀胱。止消渴，治产劳虚汗、下痢崩中。

母猪蹄

性味 味甘、咸，性小寒，无毒。

效用 滑肌肤，去寒热。煮羹吃，通乳脉，托痈疽。

羊

yáng

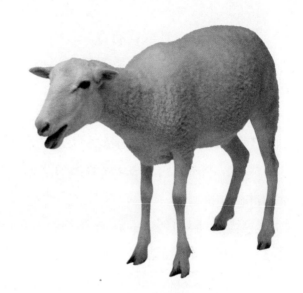

别名 羖、羒、羯。

分类 兽部。

入药部位 全身。

性味 （肉）味苦、甘，性大热，无毒。

效用 （肉）开胃健力，暖中，补中益气，安心止惊。

时珍说 生长在江南的为吴羊，头身等长而毛短；生长在秦晋的是夏羊，头小身大而毛长，当地人在它两岁时就剪其毛，用来制毡物，也叫绵羊；广南英州有一种乳羊，吃的是仙茅，很肥，几乎不存在血肉之分，吃了很补人。

附方

羊肉汤，治疗寒劳虚弱、产后心腹痛：肥羊肉一斤，加水一斗，煮汁八升，放入当归五两、黄芪八两、生姜六两，煮取二升，分作四次服。

骨蒸久冷：羊肉、山药各一斤，分别煮烂，研如泥，下米煮粥吃。

壮胃健脾：羊肉三斤，切小，加粱米二升同煮，下五味做粥吃。

损伤青肿：新羊肉切片贴上。

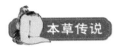

很多地方冬至有吃饺子的习惯，据说就是为了纪念张仲景用羊肉饺子治冻耳一事。

张仲景在长沙为官时，常为百姓除疾病。告老还乡后，一年冬天，他走到家乡白河岸边，见很多穷苦百姓忍饥受寒，耳朵都冻烂了。张仲景心里非常难受，决心救治他们。他叫弟子在南阳东关的一块空地上搭起医棚，架起大锅，在冬至那天开张，向穷人舍药治伤。张仲景的药名叫"祛寒娇耳汤"，做法是用羊肉、辣椒和一些祛寒药材在锅里煮熬，煮好后再把这些东西捞出来切碎，用面皮包成耳朵状的"娇耳"，下锅煮熟后分给乞药的病人。每人分到两只娇耳、一碗汤。人们吃下祛寒汤后浑身发热，血液通畅，两耳变暖。吃了一段时间，病人的烂耳朵就好了。

中医认为，冻耳多为素体阳气不足，外寒侵袭，阳气不伸，寒凝血瘀所致。因此在治疗上常以温经散寒、活血化瘀为主。冬季寒邪多伤人阳气，而羊肉性热，有补气壮阳的作用。

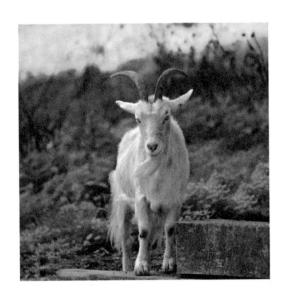

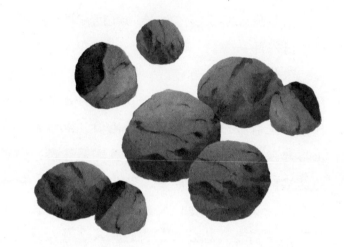

牛黄

niú huáng

别名 丑宝。

分类 兽部。

入药部位 本体。

性味 味苦，性平，有小毒。

效用 益肝胆，定精神，除热，止惊痫，辟恶气，除百病。清心化热，利痰凉惊。

时珍说 牛黄是牛的一种病，有牛黄的牛很容易死。所有的动物都有黄，人也有。病在心及肝胆之间就会凝结成黄。

附方

初生胎热（或身体黄者）：将一豆大的牛黄，加入蜜调成膏，用乳汁化开，经常拿来滴入小儿口中。但是形色不实者，不要多服。

小儿惊候（小儿积热毛焦，睡中狂语，欲发惊者）：牛黄六分，朱砂五钱，一起研成粉末。用犀角磨的汁调服一钱。

小儿腹痛夜啼：将一小豆许的牛黄用乳汁化服。在脐下用此汁液写一个田字。

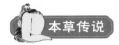

本草传说

一日，扁鹊为邻居阳文煅制了一块青礞石，准备研末做药治他的中风偏瘫。这时，门外传来一阵喧闹声，原来是阳文家中养了十几年的黄牛，不知何故，近两年日见消瘦，不能耕作。阳文的儿子阳宝请人把牛宰杀了，不料在牛胆里发现一块石头。扁鹊对此石头颇感兴趣，嘱咐阳宝将石头留下，并随手和桌上的青礞石放在了一起。正在这时，阳文的病又发作起来。扁鹊赶来，见阳文双眼上翻，喉中漉漉痰鸣，肢冷气促，十分危急。他叮嘱阳宝把那块礞石研为细末，给阳文灌下。不一会儿，病人转危为安。扁鹊回到屋里，发现礞石仍在桌上，而那块结石不见了，才知道刚才给病人吃错了药。这个偶然的差错，使扁鹊深思："难道牛的结石，也有豁痰定惊的作用？"于是，第二天他有意将阳文药里的青礞石改换为牛结石。三天后，阳文病势奇迹般好转，不但止住了抽搐，而且偏瘫的肌体也能动弹了。从此人们发现了牛黄的药用价值。

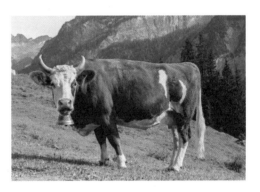

与时俱进的本草

因天然牛黄来源少而需求量大，为满足需求，我国自20世纪50年代以来即据天然牛黄的化学组成，采用人工方法配制牛黄，称为人工牛黄。人工牛黄是采用牛、羊、猪胆汁中的物质成分配制而成的，多呈浅棕黄色，质松轻，气微，清香，味微甜而苦，入口无清凉感，具有解热、抗惊厥、祛痰、抑菌作用。

麝

shè

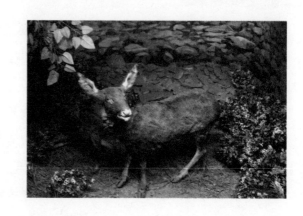

别名 射父、香獐。

分类 兽部。

入药部位 麝脐香。

性味 味辛，性温，无毒。

效用 疏通经络，透肌骨，解酒毒，通诸窍，消化瓜果瘀食，治中风、痰厥。

时珍说 严氏说风病必先用麝香，而丹溪又说风病、血病必不可用。麝香走窜，能通诸窍不利，开经络壅遏。像诸风、诸气、诸血、诸痛、惊痫、癥瘕等病，经络壅闭，孔窍不利，怎么不能用它来引导、开通呢？不是不能用，是不能多用。

附方

中风不省：将麝香二钱研成粉末，加清油二两，和匀灌下，自然就会醒来。

瓜果食积（脾胀气急）：将麝香一钱、生桂末一两，加饭和成如绿豆大的丸子。大人服十五丸，小儿服七丸，开水送服。

偏正头痛：将麝香五分、皂角末一钱，包在薄纸中，放在头痛部位，用布包炒盐趁热熨贴。盐冷则换。如此几次，不再发病。

催生易产：将麝香一钱，用水研服，立下。

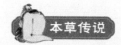

相传，在很久以前，有一对唐姓父子，以打猎为生。一天，儿子为追捕一只林麝，不慎掉下山涧。山涧微风阵阵，飘来缕缕奇香，沁人心脾。老汉欲背起儿子，却见儿子正贪婪地吸着这奇特的香气，伤痛好像正被逐渐驱散。唐老汉顺着香气寻觅，原来香气来自那只摔死的林麝的腹部，那

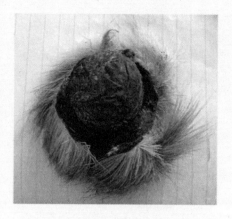

有一个鸡蛋大小的香囊。唐老汉小心翼翼地将其取出，装入儿子的衣袋带回家中。不久，儿子的伤不治而愈。后来，每遇到穷人跌打损伤，唐老汉就用麝香为其治疗。此事一传十，十传百，很快传到县太爷的耳朵里。县官垂涎三尺，派衙役将香囊抢去，交给自己的小妾收藏。小妾将香囊视为奇宝，日夜随身携带。正当小妾得意之时，哪知腹中已三个月的胎儿坠了下来。县太爷一怒之下将香囊扔入河中。原来麝香除具有强烈的开窍醒神作用外，还具有良好的活血通经作用，将麝香放在妇女身边，会导致妇女不孕、已孕妇女流产。

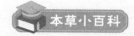

麝香

麝的生理特异，雄性麝从2岁开始分泌麝香，自阴囊分泌的淡黄色、油膏状的分泌液存积于位于脐部的香囊，并可由中央小孔排泄于体外。过去多猎杀野麝，割取香囊，阴干，习称"毛壳麝香"；剖开香囊，除去囊壳，习称"麝香仁"。现麝香多取自人工饲养的麝。选择3岁以上壮年雄麝，于每年冬、春季从香囊中取出麝香仁，其中呈块状颗粒者习称"当门子"。

阿胶

ē jiāo

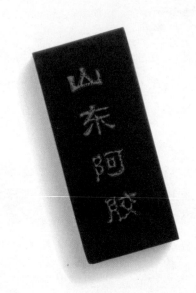

别名 傅致胶。

分类 兽部。

入药部位 块体。

性味 味甘，性平，无毒。

效用 和血滋阴，除风润燥，化痰清肺，利小便，调大肠。

时珍说 制胶在当年十月到次年二三月间，用牛皮、驴皮的为上。制胶时都取生皮，用水浸泡四五天，洗刮得非常干净后熬煮，不断搅动，并时时添水。熬煮至非常烂的时候，滤汁再熬成胶，倒入盆中等它冷凝。靠近盆底的名垩胶，熬胶水以咸苦的为好。古方多用牛皮，后来才以驴皮为好。假胶都掺有马皮、旧革等，其气浊臭，不能入药用。当以色黄透明如琥珀，或者黑而光亮如漆的为真品。真正的阿胶没有皮革的腥臭味，在夏天也不会湿软。

附方

瘫痪偏风： 治瘫痪轻证及诸风、手脚不遂、腰脚无力者，将驴皮胶微炙熟，先煮葱豉粥一升，放置在一边，又用一升水煮二合香豉，去掉渣滓后加入胶里，再煮七沸，将胶煮化得像饧，顿服。等到身体暖和了，再吃一些葱豉粥。像这样吃个三四剂就好了。如果身体还没有暖和时就吃粥，会令人呕逆。

赤白痢疾，用黄连阿胶丸，治肠胃气虚，冷热不调，下痢赤白，里急后重，腹痛口渴，小便不利：阿胶（炒过，水化成膏）一两，黄连三两，茯苓二两，同研末，捣成梧桐子大的丸子，每次用粟米汤送服五十丸，一天三次。

月水不调：阿胶一钱，蛤粉炒成珠，研成粉末，用热酒送服即安。

妊娠胎动，用胶艾汤：阿胶（炒）二两，熟艾叶二两，葱白一升，水四升，煮成一升半，分次服。

长年久咳：将炒过的阿胶、人参各二两，研成粉末。每次取三钱，与一盏豉汤、少许葱白一起煎服，每天三次。

本草传说

相传很久以前，民间流行一种怪病，病人面黄肌瘦，气喘咳嗽，直到咯血而死。一时万户萧疏，村镇冷落。当时，山东东阿县魏家庄有位姑娘名叫阿姣，她的父母都因此病去世。阿姣为使众乡亲脱离病痛，只身赴东岳泰山寻求治病药草。一日，路遇一鹤发童颜长老。长老告知，病可治，药难得：要用一头小黑驴的皮，而这驴是老种蛟龙驹，凶猛异常。阿姣表示，只要能救人苦难，豁出性命也可以。长老听了，微笑点头。阿姣立刻拜师学艺，经过七七四十九天，把七十二路剑法练得纯熟，便拜别恩师，到深山去寻找小黑驴。经过一番苦斗，阿姣制伏了小黑驴，按长老吩咐，熬制驴皮。阿姣用了八八六十四担泉水，烧了九九八十一担桑柴，熬了

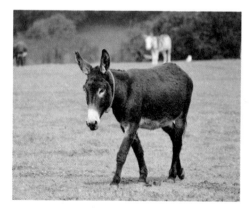

七七四十九个昼夜，亮晶晶、香喷喷的药胶出锅了。

病人服一个好一个，想找恩人致谢时，长老和阿姣都不见了。人们说，长老是药王菩萨下凡，把阿姣带上仙山当药童了。为了纪念阿姣姑娘，后来就把药胶叫作"阿胶"。

本草美食小当家

桂圆阿胶红枣粥

食材准备：水发大米 180 克，桂圆肉 30 克，红枣 35 克，阿胶 15 克，白糖、白酒各少许。

方法步骤：1.砂锅中注入适量清水烧开，倒入洗净的大米、红枣、桂圆，大火煮开，用小火煮 30 分钟。

2.加入阿胶，倒入少许白酒，搅拌匀，用小火续煮 10 分钟。

3.加入白糖，煮至溶化。

4.关火后盛出煮好的粥，装入碗中即可。

矿物类

KUANGWU LEI

　　《本草纲目》中列有金石部，记载的药物有 134 种，附录 27 种。其中，金类药物 28 种，玉类药物 14 种，石类药物 75 种，卤石类药物 20 种。在研究这 100 多种药物时，涉及许多金属、金属矿物、非金属矿物知识。如果把这一部分独立出来，就称得上我国 16 世纪矿物学。

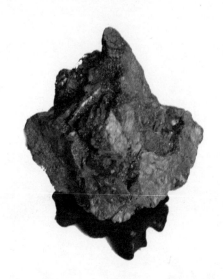

金

jīn

别名 黄牙、太真。

分类 金石部·金类。

入药部位 金屑。

性味 味辛，性平，有毒。

效用 治风痫失志，镇心安魂。癫痫风热，上气咳嗽，伤寒肺损吐血，肺疾，劳极作渴，都可以在丸散中加入少量服用。

时珍说 葛洪的《抱朴子》说：服金饵丹时用黄金，效用不亚于金液（迷信中的仙药名，传说吃了能长生），若与丹砂同用是圣金，服了它会升天成仙。《别录》和陈藏器也说久服金浆可以成仙，然而血肉之躯，依赖于水和粮食，怎么能忍受这种金石重坠的物体，任其一直在肠胃里呢？因渴望长生反而丧生，真是愚昧。

附方

治牙齿风痛：将金钗用火烧后触痛处，疼痛立止。

治轻粉破口，凡是水肿及疮病，服用轻粉后生口疮，牙龈溃烂：用金器煮汁频频漱口，能杀轻粉毒，以愈为度。

治水银入肉，令人痉挛：用金物熨它，水银必当出来蚀金，等金变成白色即可，应频繁使用以取得疗效。

治风眼烂睑：把金环烧红，掠上下睑肉，一日数次。

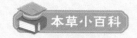

本草小百科

黄金可以吃吗？

古代炼金术士认为，服食金可"炼人身体，故能令人不老不死"。在国内外民间也时有"金箔宴"和可食用金箔的说法。虽然致密贵金属无毒性，但都是高密度物质，特别是金、铂、铱属于高密度物质，服食金块、金屑、金箔等不可能汲取什么营养，反而有可能造成消化系统出血或穿孔，危害生命。近代学者对金箔的毒副作用进行了许多研究，认为金箔中毒会对皮肤、黏膜、消化系统、造血系统和神经系统造成损伤，过量中毒者必须到医院正规治疗对民间流传的"金箔宴"和金箔、金屑（金粉）入食入药都应慎重对待。

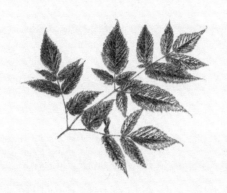

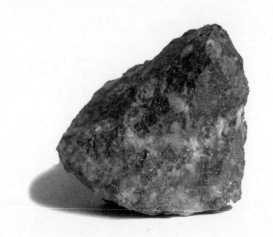

银

yín

别名 白金、鋈。

分类 金石部·金类。

入药部位 银屑、生银。

性味 银屑：味辛，性平，有毒。

生银：味辛，性寒，无毒。

效用 银屑：安五脏，定心神，止惊悸，除邪气。

生银：治热狂惊悸、发病恍惚、夜卧不安且谵语。

时珍说 《本草》说银屑有毒，并不正确。银本是无毒的，即使它带毒也是其他东西的毒。现在的人用银器来吃饭，遇毒就会变黑；中毒死者，也是用银物来探试，由此可见银无毒是有证据的。也许是因为古法多用水银来煎消银，然后制成银箔成泥入药，所以使银屑带上了毒。《抱朴子》记载，将银化水后服用，可成地仙，这不过是方士的谬言，不可信。

附方

风牙疼痛：用文银一两，烧红渍入一碗烧酒中，趁热漱口。

口鼻疳蚀，穿唇透颊：用银屑一两，放入三升水中，在铜器内煎成一升，一天洗三四次。

身面红痣：常用银块揩擦发热，慢慢就会自行消退。

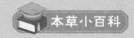

银针验毒靠谱吗？

银针能验毒的民间传说一直存在。那么，银器验毒真的靠谱吗？这首先要从银的化学性质讲起。银器如果遇到硫黄或硫化氢时，表面会呈现黑色。这是因为二者反应生成了硫化银。古代的毒物主要是砒霜，即氧化砷。氧化砷不与银器反应，但砒霜是从含硫的矿石提取出来的。古人制取砒霜的技术很差，因此砒霜中残留的硫就有可能与银器反应生成黑色的硫化银。但在现代，即使是剧毒的砒霜，品质也较纯净，含硫或硫化物的量较少，用银器也不易验出。而且，从现代生物化学的角度看，能够危害生物生理机能的毒物多达数千种，绝大多数毒物不与银反应。如剧毒的氰化钾、氰化钠以及农药、蛇毒等，就无法用银器验出。还应指出的是，含硫化合物也不一定有毒。例如鸡蛋黄含有硫化物，盛蛋黄的银餐具会变黑，当然不能由此说蛋黄有毒。所以，用银器验毒，在当代科学发达的今天，是不可靠的。

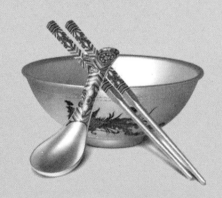

铁

tiě

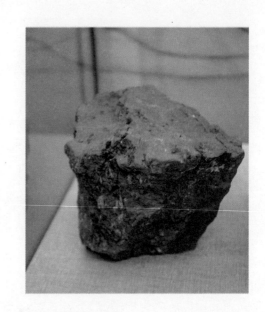

别名 黑金、乌金。

分类 金石部·金类。

入药部位 熟铁（柔铁）、生铁。

性味 熟铁：味辛，性平，有毒。

生铁：味辛，性微寒，微毒。

效用 熟铁：坚肌耐痛。

生铁：治脱肛。能镇心安五脏，治痫疾，黑鬓发。用蒜磨汁，生油调敷，可以治恶疮癣疥、蜘蛛咬伤。散瘀血，消丹毒。

时珍说 铁都是用矿石炼成的。秦、晋、淮、楚、湖南、闽、广各山中都产铁，其中以广铁为好。甘肃的土锭铁，色黑性坚，适宜用来制作刀剑。西番出产的宾铁尤其好。

附方

脱肛：用生铁二斤，水一斗，煮至五升，洗肛门，一天两次。对脱肛多年不收的人都有效。

高烧引起的耳聋：将铁烧后投入酒中，饮之，同时用磁石塞耳，但夜间须取去。

打伤瘀血：用生铁一斤，酒三升，煮至一升后饮用。

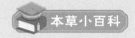

用铁锅做饭能补铁吗?

铁锅大多是用生铁制成的,一般不含有其他化学物质。在炒菜、煮饭过程中,由于盐、醋对高温状态下铁的作用,再加上锅与铲、勺的相互摩擦,会使锅内层表面的无机铁脱屑成直径很小的粉末。这些粉末被人体吸收后,会在胃酸的作用下转变成无机铁盐,对防治缺铁性贫血有很好的辅助作用。有数据显示,用铁锅做出的饭菜中含的铁元素比用不锈钢或其他材料制成的炊具做出的饭菜要高出 5 倍以上。

在自然条件基本相同的情况下,吃"铁锅饭"的儿童血液中的血红蛋白含量明显高于其他儿童,并且身体也长得壮。但是,关节炎患者不要用铁锅做饭,最好用不锈钢锅来做饭。否则,很容易引起关节炎发作,加重病情。

虽然吃"铁锅饭"能补铁,但不可依靠此方法来治疗缺铁性贫血。大家还是要注意吃含铁量高的食物,如猪血、鸭血、瘦肉、鸡蛋、豆类等。

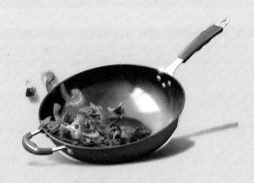

青玉

qīng yù

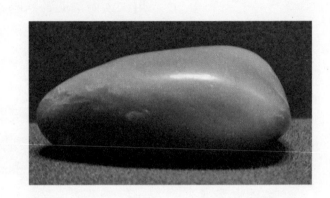

别名 穀玉。

分类 金石部·玉类。

性味 味甘，性平，无毒。

效用 治妇人无生育能力，并能轻身延年。

时珍说 按《格古论》记载，古玉中青玉是上品，其色淡青，而带黄色。绿玉以深绿色的最佳，淡的稍次。菜玉非青非绿，如菜色，是玉中品级最低的。

璧玉

性味 味甘，无毒。

效用 明目益气，使人多精生子。

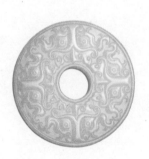

合玉石

性味 味甘，无毒。

效用 益气轻身，疗消渴。

时珍说 这就是碾玉砂，玉需要用这种石头碾过才有光泽。

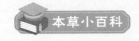

本草小百科

如何对玉石进行分类?

世界上有3000多种不同的矿物,但能称之为玉石的仅有100多种。我国已知的玉石矿物约为50种。玉在硬度、产地、颜色、质地、存世时间及传世的形式上各有不同的分类:

(1)以硬度分类。分为软玉(如和田玉、岫玉等)和硬玉(翡翠)两大类。

(2)以产地分类。一般在玉的前边冠以产地名,比如和田玉产于新疆和田,岫玉产于辽宁岫岩,蓝田玉产于陕西蓝田,酒泉玉产于甘肃酒泉等。

(3)以颜色分类。玉的颜色很多,有白玉、青白玉、青玉、墨玉、碧玉、黄玉等数十种。不管玉的产地、质地如何,凡是颜色相同的都可以归为一类。如新疆和田玉中的白玉、陕西蓝田玉中的白玉都可以统称为白玉。

(4)以质地分类。即按玉料的质地分。不同产地的玉有上、中、下品之分,同产地而不同颜色的玉也有上、中、下品之分,同颜色而不同品相的玉还可以分为上、中、下品。如新疆和田产的玉总体上就比辽宁岫岩产的玉好,纯正白玉总体上就比其他颜色的玉好,纯正的玉总体上比不纯正的好,体积大的玉总体上比体积小的好。

(5)以存世的时间分类。一般把1911年以前的玉件称为古玉,而把其后的玉件称为新玉。

(6)以存世的形式分类。从泥土中挖出来的古玉称为"出土古"(又称"土古"),没入过土的称为"传世古"。

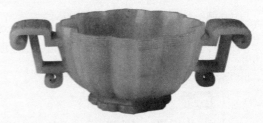

珊瑚

shān hú

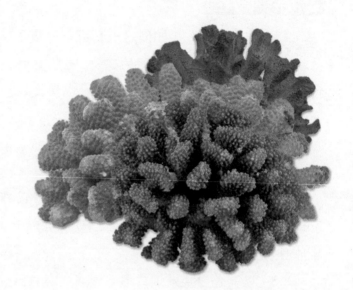

别名 钵摆娑福罗。

分类 金石部·玉类。

性味 味甘，性平，无毒。

效用 消宿血。制成末吹入鼻中，止鼻出血。明目镇心，止惊痫。点入眼中，去飞丝（民间传说飞丝是毒蛇的吐沫飘在空中。人不经意被飞丝眯了眼睛，要赶紧将其从眼睛里弄出来，不然眼睛会瞎）。

时珍说 珊瑚生于海底，五到七株就能成林，称为珊瑚林。在水中的时候直而软，见到风和太阳就会变得曲而硬，并且变成红色的是上品，汉代赵佗称它是火树。也有黑色的，但不好，碧色的也很好。以前的人称碧色的珊瑚是青琅玕，可以做珠宝。许慎《说文》中说，珊瑚色红，或生于海，或生于山。据此则生于海的是珊瑚，生于山中的是琅玕。

附方

小儿目翳：用珊瑚研成粉，每天稍稍点眼，三天后痊愈。

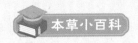**本草小百科**

红珊瑚

红珊瑚属于有机宝石，生长于深 100 米至 400 米的海域中，是以一种低等腔肠动物珊瑚虫分泌的钙质为主体的堆积物。红珊瑚主要分布于太平洋海域，生长缓慢，产量低且开采难度极大，所以红珊瑚极为珍贵（开采红珊瑚会对当地的海洋环境造成严重破坏，所以珊瑚在国际上被列为二级保护动物）。

人们对红珊瑚的利用可以追溯到古罗马时代。古罗马人认为红珊瑚可避免灾害，启迪智慧，使海上航行顺顺利利，旅途平安。因而，罗马人称之为"红色黄金"。

在中国古代，红珊瑚就被视为祥瑞幸福之物，也属于佛教七宝之一。清朝二品官员上朝时戴的帽顶及朝珠就是由红珊瑚制成，皇太后、皇后在出席重大礼仪活动时，必须佩戴三串朝珠，其中两串为红珊瑚。在流传下来的清朝皇帝画像上也常见红珊瑚朝珠的身影，红珊瑚在古代宝石中的地位可见一斑。

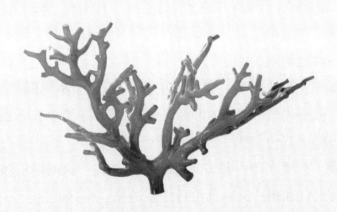

玛瑙

mǎ nǎo

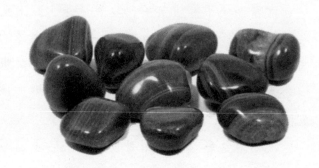

别名 马脑、文石，摩罗迦隶。

分类 金石部·玉类。

性味 味辛，性寒，无毒。

效用 清热明目除翳。

时珍说 顾荐的《负暄录》载，玛瑙的出产有南北之分，大的如斗，质地坚硬，碾造时很费工夫。南玛瑙产于大食等国，颜色纯红无瑕，可以做酒杯。西北玛瑙的颜色青黑，以宁夏、瓜、沙、羌地砂碛中的尤为稀奇。有一种柏枝玛瑙，花色如柏枝；夹胎玛瑙，正看莹白，侧看却像凝血；截子玛瑙，黑白相间；合子玛瑙，漆黑中有一条白色分界线；锦江玛瑙，其色如锦；缠丝玛瑙，红白如丝：这些都是珍贵品种。浆水玛瑙，有淡水花；酱斑玛瑙，有紫红花：这两种价值很低。还有紫云玛瑙出自和州，土玛瑙出自山东沂州，也有红色云头、缠丝、胡桃花玛瑙。竹叶玛瑙产于淮南，花如竹叶，可以拿来做桌面和屏风。金陵雨花台的小玛瑙，只可以充当玩物。检验玛瑙的方法是在木上摩擦，不发热的便是真品。

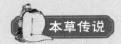

本草传说

传说在很久以前，有一座城寨驻扎在遍布玛瑙石的河岸，寨子里聚居着古老的达斡尔民族，达斡尔族的首领多音恰布有一个 10 岁的儿子阿莫力。阿莫力有一双神赐的眼睛，可以望穿深水，看到游于海底的鱼群。有一天，首领率全寨族人去邻近部落赴宴，只留下小儿子阿莫力看守城寨。谁料一伙强盗闯入城寨，阿莫力和他们展开了激烈的厮杀，最终化作一滴血染红了河岸的玛瑙石。阿莫力的父亲多音恰布看到血红的玛瑙石上居然映射出了强盗的藏身之处，最终通过玛瑙石上的信息，带领达斡尔族打败了那些妖魔一样的强盗。

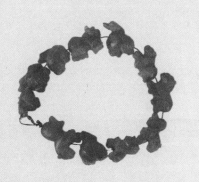

从此，玛瑙石又多了一层寓意：降妖除魔。如同血染般鲜艳的红色玛瑙，在玛瑙石中也更显珍贵了。

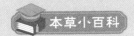

本草小百科

玛瑙

玛瑙是一种呈多种色彩，具条带状构造的二氧化硅隐晶质集合体，半透明或不透明，有玻璃光泽。玛瑙的品种和名称繁多，大都以颜色、形态和产地命名，如红玛瑙、绿玛瑙、黑玛瑙、缠丝玛瑙、苔纹玛瑙、火玛瑙、水胆玛瑙、戈壁玛瑙、战国玛瑙、南红玛瑙等，其中有一部分袭用了商业俗称。在宝石学中，宝石学家把玛瑙归属于玉髓的变种。世界大多数国家都有玛瑙产出，著名的有巴西、德国、美国、澳大利亚。中国玛瑙的主要产地有四川、辽宁、内蒙古、新疆和甘肃等地。

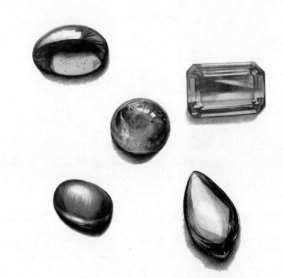

水晶

shuǐ jīng

别名 水精、水玉、石英。

分类 金石部·玉类。

性味 味辛，性寒，无毒。

效用 熨目，除热泪。也可入点目药中。

时珍说 也属玻璃一类，有黑白二色。性坚而脆，刀刮不动，色清澈如泉，清明而晶莹。

本草传说

传说很久以前，在东海境内有座山，山间有两条小溪，一条叫"上清泉"，另一条叫"下清泉"。有一位美丽的水晶仙子就住在小溪旁边修行，山下有个小村庄，水晶仙子后来喜欢上村里的一个帅小伙。这个小伙子健康勇敢、勤劳善良而且乐于助人，虽然很贫穷，但是他乐观开朗。当然他也对水晶仙子心生爱慕，两人算是两相情愿，准备结为夫妻。

不过，水晶仙子和凡人相恋的事情被天上的玉帝知道了。玉帝得知此事之后非常愤怒，他认为人仙不能结合，就派天兵天将来到东海，要把水晶仙子带回天庭，水晶仙子不愿意回去，又无力反抗，只能独自落泪，这些眼泪落到人间慢慢化为水晶。

本草小百科

　　水晶是最普通、最常见而又最古老的一种宝石，也是世界范围内广受欢迎的宝石，它是石英的结晶体，主要成分就是二氧化硅。纯净的水晶是无色透明的，当含有铝、铁等元素时会呈现出黄色、褐色、粉色、紫色等色彩。其中，紫水晶是水晶中最珍贵的品种。紫色代表贵气，向来是西方皇家的最爱。紫水晶在首饰中的运用十分广泛，被选为二月生辰石。黄水晶也是水晶中的重要品种。天然黄水晶产出很少，而且一般颜色较浅。大多黄水晶是通过对紫水晶或褐色的烟晶热处理后获得的。热处理后的黄水晶通常带有一点红色调。有一种呈金黄色的黄水晶，别名"金丝雀"，极为珍贵罕见。另外，水晶在形成的过程中还可能包裹其他矿物，形成发晶、绿幽灵、红兔毛等。水晶在中国古代也被称为"水玉""水精"。

本草诗词对对碰

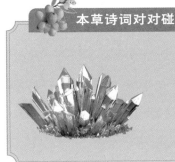

咏水精

唐·韦应物

映物随颜色，含空无表里。

持来向明月，的皪愁成水。

丹砂

dān shā

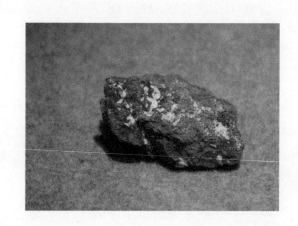

别名 朱砂。

分类 金石部·石类。

性味 味甘，性微寒，无毒。

效用 治惊痫，解胎毒、痘毒，驱疟邪，发汗。

时珍说 现在的制法只是取上好的丹砂研成末，用流水飞三次后使用。那些末砂大都夹杂着石末、铁屑，不堪入药。

附方

小儿惊热，夜卧多啼：取朱砂半两、牛黄一分，共研细末。每次服一字，用犀角磨水送下。

癫痫狂乱，用归神丹，能治一切惊扰、思虑多忘，以及一切心气不足：用猪心两个，切开，入大朱砂二两、灯芯草三两在内，外用麻线扎牢，放在石器里煮一昼夜，取砂为末，以茯神末二两，洒上酒，糊成梧桐子大的药丸。每次服九丸至十五丸，甚至二十五丸，麦门冬汤下，病重者，乳香人参汤送下。

明目轻身：将五两朱砂在五升美酒中浸五夜，晒干后研成粉末，以蜜制丸如小豆大。每次二十丸，白汤送服。久服见效。

神注丹方：白茯苓四两，用糯米汤酒煮，软竹刀切片，阴干后研成粉末，加入二钱朱砂末，用乳香水调糊制丸如梧桐子大，再在外面包裹上二钱朱砂。晴天两丸，阴天一丸，用温酒送服。

本草传说

很早以前，人们迷信，许多人有病不求医，常去找方士。有一种癫狂病，当时的医生没法治，可这病遇到方士，却治一个好一个。因此，人们更是信巫不信医了。

有位秀才懂医术，他暗想：方士只会装神弄鬼，怎会真能治病呢？为了弄清究竟，他跟妻子商量了一个办法。秀才的妻子去找方士，说她丈夫得了癫狂病。方士急忙来到秀才家，只见秀才披头散发，满脸泥污，躺在地上正说疯话。方士立刻装模作样地作法，先端一碗净水放在桌上，又拿起一张画好的符，嘴里念念有词，就要点火烧符。秀才早有准备，嗖地跳起来抢过符纸，一脚把方士踢出门外。秀才先把那碗水尝了一口，确实是碗净水；再看符纸，也没有什么特别的。最后，他盯住画符用的朱砂了："莫非这能治病？"第二天，秀才找到一个得癫狂病的人，用一点朱砂放在水里给他喝。那人喝了以后，病果然慢慢好了。从此，秀才知道方士"驱鬼"治癫狂病，只不过因为符上的朱砂有药性。这样，朱砂成了一味中药。

水银

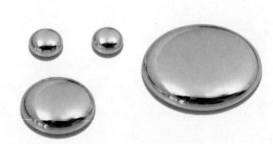

shuǐ yín

别名 汞、灵液、姹女。

分类 金石部·石类。

性味 味辛，性寒，有毒。

效用 治小儿惊热涎潮，镇坠痰逆、呕吐反胃。

时珍说 从朱砂中提炼出来的是真汞。水银是至阴的精华，禀性沉着。用火煅烧后，即飞腾灵变；接触到人体后，气息熏蒸，钻入骨髓筋脉，灭绝阳气，腐蚀脑海。阴毒的物质没有比得上它的。

附方

急惊风：用水银半两、生南星一两、麝香半分，共研细，加石脑油，捣成泥，做丸子如绿豆大。每次服用一丸，用薄荷汤送服。

反胃吐食：用黑铅、水银各一钱半，结砂、舶硫黄各五钱，官桂一钱，共研细，分两次服。用等量的米汤和姜汁，调在一个碗中服药。

胆热鼻血：用水银、丹砂、麝香等分，研细，每次服用半钱，用新汲水送服。

误吞金银饰物：服水银半两，再服立出。

头上生虱：用水银和蜡烛油擦头，虱一夜死尽。

口疮：用水银一分、黄连六分、水二升，煮成五合，每次含一点在口中，一天十次，有效。

本草传说

苏联画家秋罗索夫听人说中亚地区卡顿山脉有个"山灵湖"，这湖只能远观而不能近游，否则就会被守湖的山灵吞噬。画家不顾山民的劝阻，毅然来到山灵湖畔。一切都显得寂静可怕，没有飞鸟，没有虫鸣，大自然似乎被凝滞起来，其色彩显得怪诞绮丽，笼罩着神秘的气氛。

画家赶快架起了画架，他要把这奇妙的景象画在画布上。可不久，他就感到恶心、胸闷、头晕、浑身乏力，但画家仍坚持完成了写生画稿。下山不久，画家便生了怪病，神经衰弱，口腔溃疡，齿龈肿胀出血，掉牙，腹泻，医药无效。画家去世前，把油画送给了他的好友、地质学家瓦尔霍夫，希望他能揭开山灵湖之谜。

一天，瓦尔霍夫正在日光灯下观察水银矿的磨片，突然发现磨片上出现了和山水油画极其相似的色彩。他心中一动，会不会两者之间有什么联系呢？他知道，水银是一种在常温下泛银色的液态金属，并能散发水银蒸气，被人吸入后就会引起中毒、恶心等症状，于是他肯定画家笔下的"山灵湖"就是天然水银湖。瓦尔霍夫和助手后来到"山灵湖"实地考察，为了防止万一，他们戴上防毒面具。果然，山上景色如画，银色的湖水又重又亮，他终于发现了一个天然水银湖。

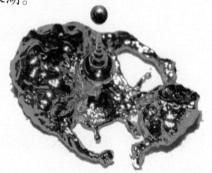

雄黄

xióng huáng

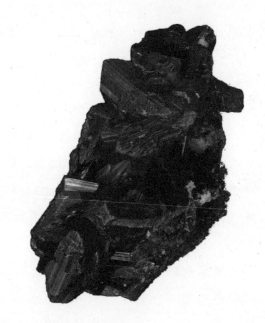

别名 黄金石、石黄、熏黄。

分类 金石部·石类。

性味 味苦，性平、寒，有毒。

效用 治疗寒热疟疾、伏暑泻痢、酒饮成癖、惊痫、头风眩晕，化腹中瘀血，驱杀痨虫疳虫。

时珍说 《抱朴子》中说：将雄黄带在身上进入山林，就不畏惧蛇。如被蛇咬伤，用少许雄黄敷伤口，很快就会好。吴楚之地，暑湿之气郁蒸，多毒虫及射工、砂虱之类毒物，只需要用雄黄、大蒜等分共捣烂做一丸佩戴，若已被毒物刺中，涂搽也有良效。

附方

伤寒咳逆，服药没有效果：用雄黄二钱，酒一盏，煎至七分，让患者趁热嗅其气，可止。

偏头风病，用至灵散：取雄黄、细辛等分研为细末，每次取一字吹入鼻中。左边头痛吹右边，右边头痛吹左边。

酒癖，饮酒过度引起头晕、恶心、呕吐，长期不愈，用酒癥丸：取皂角子大的雄黄六块、巴豆（连皮油）十五个、蝎梢十五个，共研为末，加面粉五两半，滴水做成如豌豆大的丸子。丸子将干时放于麸中炒香。炒时，取一粒丸子放水里观察，如浮在水面，则表明丸子炒好了，将其收存起来。每服两丸，温酒送下。

百虫入耳：烧雄黄熏耳内，虫自出。

白秃头疮：用雄黄、猪胆汁调匀敷上。

眉毛脱落：用雄黄末一两，调醋搽。

疔疮恶毒：先用针刺毒疮的四边及中心，再以雄黄粉敷上。又方：用雄黄、蟾蜍各五分，共研为末，和葱、蜜捣成如小米大的丸。以针刺破疮顶，将药插入。

本草传说

传说屈原投江之后，屈原家乡的人们为了不让蛟龙吃掉屈原的遗体，纷纷把粽子、咸蛋抛入江中。一位老医生拿来一坛雄黄酒倒入江中，说是可以药晕鱼龙，保护屈原。
一会儿，水面果真浮起一条蛟龙。于是，人们把这条蛟龙扯上岸，抽其筋，剥其皮，之后又把龙筋缠在孩子们的手腕和脖子上，再用雄黄酒抹七窍，以为这样便可以使孩子们免受虫蛇伤害。据说，这就是端午节饮雄黄酒的来历。至今，我国不少地方都有喝雄黄酒的习惯。

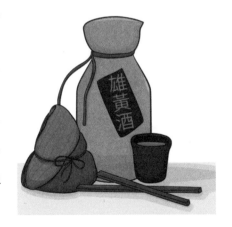

雌黄

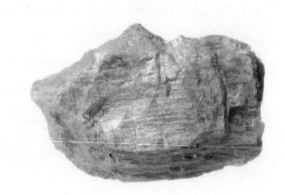

cí huáng

分类 金石部·石类。

性味 味辛，性平，有毒。

效用 治冷痰劳嗽、血气虫积、心腹疼痛、癫痫，解毒。

时珍说 雌黄、雄黄同产于一山。只是以向阳背阳，所感受之气不同而区别。所以炼服的人重雄黄，取其得纯阳之精，雌黄则兼有阴气。如用来治病，雌黄、雄黄的功效相差无几。主要取它们能温中，疏肝杀虫，解毒祛邪。

附方

癫痫抽筋： 用雌黄、炒黄丹各一两，共研为末，加麝香少许，以牛乳汁半升熬成膏，仔细捣匀，做成丸子，如麻子大。每次用温水送服三五丸。

心痛吐水，不下饮食： 用雌黄二两、醋二斤，慢火煎成膏，加干蒸饼和成如同梧桐子一样大小的丸子。每次服用七丸，用姜汤送服。

小便不禁： 用雌黄一两半，研细。加干姜半两、盐四钱，同炒成黄色，合研成粉末。再加水和蒸饼，做成如绿豆大的丸子。每次空腹服用十至二十丸，用盐汤送服。

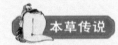

雌黄是一种橙黄色的矿物，可做颜料。古时用黄纸书写，错了即用雌黄涂抹重写，相当于现代的橡皮或涂改液。后来人们称不顾事实的随意批评或随意乱说为"信口雌黄"。

《晋书》记载，东晋人王衍是有名的清谈家。他喜欢老庄学说，每天谈的多半是老庄玄理，但是往往前后矛盾，漏洞百出，别人指出他的错误或提出质疑，他也满不在乎，甚至不假思索，随口更改。于是，当时人说他是"口中雌黄"。《颜氏家训》中也有"观天下书未遍，不得妄下雌黄"之论。这就是这则成语的来源。

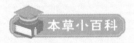

雄黄和雌黄

雄黄和雌黄在山岩中总是形影不离，犹如水中成双成对亲昵怡游的鸳鸯，所以被人们戏称为"鸳鸯矿物"。雄黄的化学成分是硫化砷或四硫化四砷，橘红色，故得雅称"鸡冠石"。雌黄的化学成分是三硫化二砷，呈略带绿的柠檬黄色。人们可以根据不同的颜色区别雌雄，但雄黄受长时间的光照后会直接转变成雌黄。

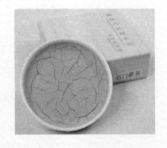

在中国的传统绘画颜料中，雌黄又称黄信石、铅黄，在敦煌石窟盛唐时期的壁画中曾大量使用。现代考古学家及学者亦从莫高窟的彩绘壁画和保存在藏经洞的唐代绢画中，分析出雌黄颜料成分。古籍又记载，甘肃敦煌县雌黄州以生产雌黄及朱砂闻名，古代的画工即因利成便，就地取材，雌黄于是成了古窟彩壁画中常见的矿物颜料之一。

石膏

shí gāo

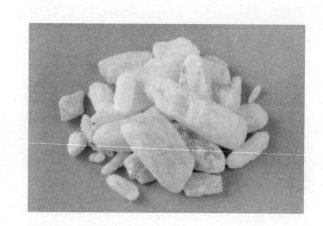

别名 细理石、寒水石。

分类 金石部·石类。

性味 味辛，性微寒，无毒。

效用 治中风恶寒发热、心下逆气、惊悸、喘促、口干舌焦不能休息、腹中坚硬疼痛、产乳金疮。

时珍说 古法修治只是将石膏打碎如豆大，用绢包好，放入汤中煮。近人考虑到石膏性寒，阻碍脾胃，因此火煅过后使用，或者用糖拌炒后用，则不碍脾胃。

附方

伤寒发狂，翻越墙壁上屋，用鹊石散： 取石膏二钱、黄连一钱，共研细。甘草煎汤，待药汁冷后送服。

热盛喘嗽： 用石膏二两、炙甘草半两，共研为末，每次服三钱，用生姜蜜汤送下。

胃火牙痛： 用好软石膏一两，火煅，淡酒淬过，加防风、荆芥、细辛、白芷各五分，共研细。天天擦牙，有效。

流鼻血，头痛，心烦： 用石膏、牡蛎各一两，研细。每服二钱，新汲水送下。同时用水调少量药滴鼻内。

风热所致的筋骨疼痛：用石膏三钱、面粉七钱，研细，加水调匀，入锅里煅红。冷定后化在滚酒中，趁热服下，盖被发汗。连服药三日，病愈。

很久以前，天灵山下住着一穷孩子叫柴娃，他手脚勤快，特别有孝心。爹娘在世的时候，他宁愿自己挨饿，也要把砍柴换来的一丁点吃的留给父母。父母离世后，柴娃把他们合葬在天灵山的山洞里，自己在洞内守孝三年。

有一天，柴娃砍柴后回到山洞，在父母合葬的位置发现了一坨雪白的石头。这石头热气腾腾，香气扑鼻，如同刚出炉的糕点。柴娃又饿又渴，忍不住在石头上舔了一口，只觉得又甜又香，于是就大口吃起来，吃后感到身体清凉透彻，非常舒服。柴娃吃饱了，那"石糕"便消失了，第二天这个时辰又长了出来。从此，柴娃再也不用为吃饭发愁了。但好景不长，这件事传到了山下的土财主耳中。土财主带着一批家丁上天灵山，逼柴娃交出宝物。柴娃任他们拷打也不吭声。贪婪的财主掘地三尺，准备把宝物挖出来，但怎么挖也挖不见。原来这石糕是柴娃父母怜悯儿子而变化出来的。后来，玉皇大帝为了惩罚财主的贪心，就命令山神长出厚土把"石糕"藏起来，而且慢慢变得坚硬苦涩，最后成了今天"石膏"的模样。

食盐

shí yán

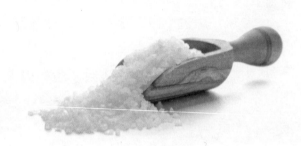

别名 醝。

分类 金石部·卤石类。

性味 味甘、咸，性寒，无毒。

效用 解毒，凉血润燥，定痛止痒，治一切时气风热、痰饮关格诸病。

时珍说 盐的品种很多。海盐是取海卤煎炼而成，现在辽宁、河北、山东、两淮、广东、浙江、广南出产的都是海盐。井盐是取井卤煎炼而成，现在出产于四川、云南。池盐出于河东安邑、西夏灵州，现在只有解州有。卤盐是把卤地护理成畦地，四周用沟壑围起来，将清水注入，时间长了就会变成红色，等到夏秋季节，南风猛刮，一夜就结成了盐，这种风叫作盐南风。如果南风不刮，就不会结盐。但不能灌混浊的水，否则容易结沉淀物，污染了盐。海丰、深州的人，也引海水来晒盐。并州、河北出的是碱盐，它是用碱土煎炼而成。阶、成、凤州出产崖盐。崖盐生在土崖之间，像白矾，也叫生盐。以上五种都是食盐，上供朝廷，下济庶民。海盐、井盐、碱盐这三种由人工生产。池盐、崖盐是自然生成的。

附方

胸中痰饮，欲吐不出：喝盐开水可促吐。

风热牙痛：用槐枝煎成浓汤两碗，加盐一斤煮干，炒后研细。每天用来揩牙，同时用水冲一点儿来洗眼。

虫牙：用盐半两、皂荚两个，同烧红，研细。每夜临睡前，用来揩牙，一月后可治愈。

齿痛出血：每夜用盐末封于齿根肉上。等液汁流尽后才睡觉。流汁时，不断敲叩牙齿。只须这样做十个晚上，齿痛止，血亦停。忌食荤腥。

耳鸣：用盐五升，蒸热，装在袋中，以耳枕其上。袋冷则换。

眼常流泪：用盐少许点眼中，冷水洗数次即愈。

身上如有虫行：用盐一斗和水一石煎热洗澡，连洗三四次，有效。

蜈蚣咬人，蜂虿叮螫：嚼盐涂伤处或用热盐水浸伤处。

溃痈作痒：用盐抹患处周围，痒即止。

本草传说

传说古时候海里没有盐，海水是淡的。人们从山里挖盐，从井里捞盐。有兄弟二人，老大经商，老二种庄稼。这天老二刨地厨，刨出一盘小磨来，上面写着"只准送盐，不许借磨"。磨眼里有一张纸条，上面写着："石磨白，石磨圆，石磨里头出咸盐，石磨石磨赶快转，转出咸盐好吃饭。"老二按照上面写的念了一遍，石磨转起来了，从磨眼里源源不断地滚出白晶晶的盐粒来。老二又看了纸的背面，上面写着："石磨小，石磨好，饭菜有盐吃个饱，石磨石磨站一站，换换地方你再转。"老二照着念了，果然石磨停下来了。他高兴极了，等到

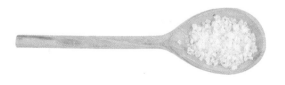

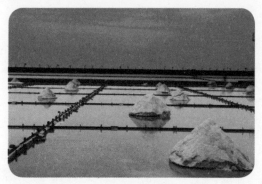

盐出多了，他就送给左邻右舍，人家给他钱，他坚决不要。人们互相转告，十里八村的都来用盐，人们吃了盐，长了力气，干活儿更有劲了。但是，老大这时心里却盘算开了，他想，老二糊涂，有这么个宝贝，为什么不自己发财！于是就向老二借磨。老二见磨上明确写着不能外借，但又不好意思回绝自己的亲哥哥，就借给他了。老大扛起小磨就跑，连老二在后面喊他什么都没有听见。

老大知道这一带人都不缺盐了，于是就划着小船到海外去，想到那里发大财。途中唱起了出盐歌，结果白晶晶的盐粒滚滚而出。一会儿盐粒堆成了小山，船在下沉，老大想让石磨停下来，可是，他却不知道让石磨停下来的口诀，原来是被财迷住了心窍，忘了问老二让石磨停下来的口诀。他用手去按磨，哪里按得住！石磨一个劲儿地转，盐也不住地出，终于，船沉了，老大也淹死了，可是石磨还是不停地转，海水里从此有了盐，一直到今天。

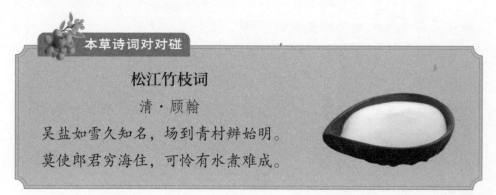

本草诗词对对碰

松江竹枝词

清·顾翰

吴盐如雪久知名，场到青村辨始明。

莫使郎君穷海住，可怜有水煮难成。